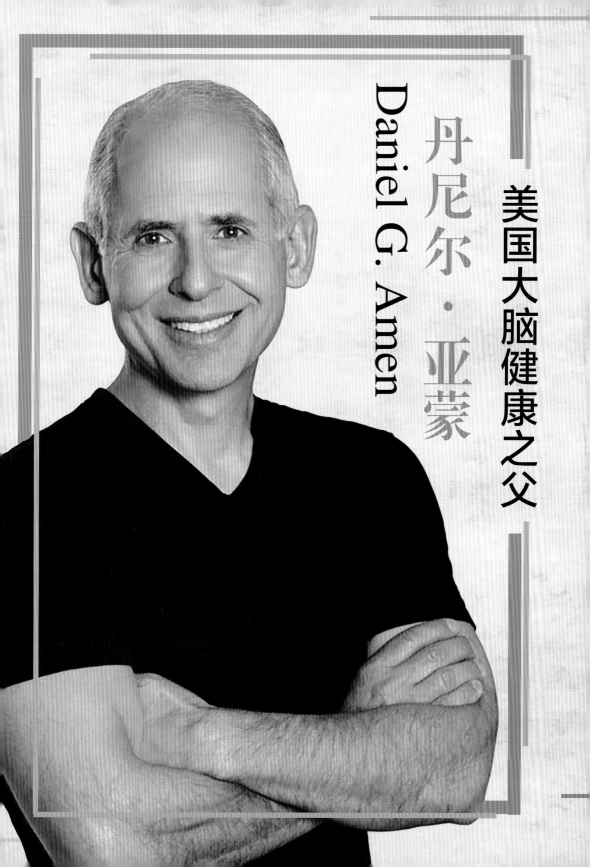

美国大脑健康之父

丹尼尔·亚蒙

Daniel G. Amen

世界知名的权威脑成像专家

丹尼尔·亚蒙是一名精神科医生，通过了一般精神病学和儿童精神病学双职业认证，他同时也是临床神经科学家、脑成像专家，并被美国精神病学会授予杰出会员称号，这是该学会给予会员的最高荣誉。

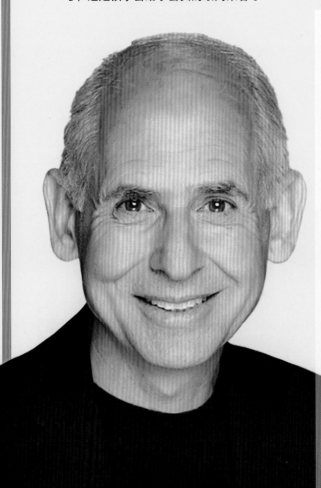

18岁时，年轻的亚蒙参军入伍，当了一名军医。在部队接受的培训让他爱上了医学，尤其是医学成像。退伍后他选择攻读医学博士学位，最终成为一名精神科医生。因为在他看来，精神病学不仅能帮助患者本人，也帮助了患者的亲人和后代，让他们过上更健康的生活，其影响力足以改变几代人。

在临床中，亚蒙博士致力于将脑成像技术和精神病学治疗结合起来。他创立了世界闻名的亚蒙诊所，目前已在亚特兰大、北加利福尼亚、芝加哥、奥兰治县、纽约、华盛顿、西北地区、洛杉矶8地开设了诊所。亚蒙诊所拥有全球最大的与行为相关的功能性脑扫描数据库，总共收集了来自111个国家的125 000多份患者扫描数据。

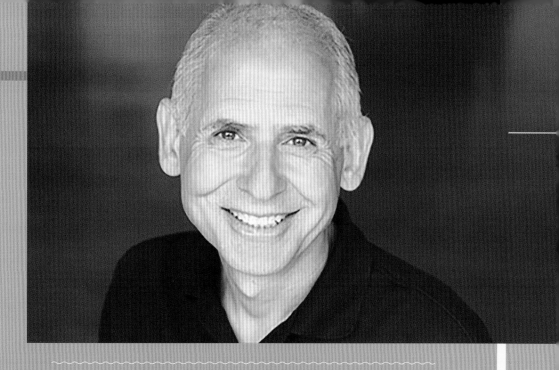

全美最受欢迎的精神科医生

亚蒙博士不仅在专业领域贡献卓著，还是一位学术明星，深受广大民众的欢迎。他是 10 次荣登《纽约时报》畅销书排行榜的畅销书作家，代表作《幸福脑》（ *Change Your Brain, Change Your Life* ）连续 10 年在美国亚马逊网站的心理自助类图书中排名第一。他设计、制作、主持过 11 个很受欢迎的大脑节目，这些节目在北美地区播放次数超过 10 万次。他甚至参演过多部电影，包括《最后一轮之后》（ *After the Last Round* ）和《眩晕》（ *The Crash Reel* ）；还参与过一些获得艾美奖的电视节目，比如《饮酒作乐的真相》（ *The Truth about Drinking* ）和《奥兹医生秀》（ *Dr. Oz Show* ）。亚蒙博士还担任过电影《震荡效应》（ *Concussion* ）的顾问，并曾在美国国家安全局、美国国家科学基金会、英国广播公司（BBC）、《时代周刊》、《纽约时报》等各种机构和组织主办的活动中演讲。

由于在普通大众中的超高知名度，亚蒙博士被《华盛顿邮报》称为"全美最受欢迎的精神科医生"。

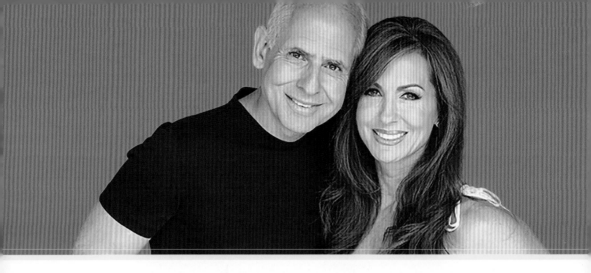

专注大脑健康的模范夫妻档

亚蒙博士的妻子是塔娜·亚蒙。护士出身的她曾在医院里负责照顾神经外科手术重症监护病人，对于饮食和营养对大脑健康的价值有着最直接的认识。和丈夫一样，塔娜也是一位专注健康和健身领域的专家，她的著作《奥姆尼饮食法》（*The Omni Diet*）也登上了《纽约时报》畅销书排行榜。夫妻两人并肩工作，运用大脑勇士的方法和技巧，共同组建了一支致力于改变大脑与身体健康状况的队伍。两人一起设计并主持了三个全国性的电视节目《治愈注意力缺陷障碍》（*Healing ADD*）、《奥姆尼健康革命》（*The Omni Health Revolution*）和《大脑勇士》，还一起经营亚蒙诊所。亚蒙博士专注于神经层面，塔娜则担任营养顾问和教练，同大家分享健康饮食窍门和健康的生活方式。

亚蒙夫妇共同的心愿是：让更多的人关注健康，加入大脑勇士的行列。

作者演讲洽谈，请联系
speech@cheerspublishing.com

更多相关资讯，请关注

湛庐文化微信订阅号

亚蒙脑健康系列

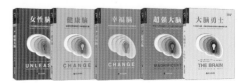

超强大脑

MAGNIFICENT MIND AT ANY AGE

Natural Ways to
Unleash Your
Brain's Maximum
Potential

[美] 丹尼尔·亚蒙
（Daniel G. Amen）◎ 著

权大勇 ◎ 译

浙江人民出版社
ZHEJIANG PEOPLE'S PUBLISHING HOUSE

为什么实现梦想的永远是少数人

什么是成功，又是什么阻止了人们实现梦想？绝大多数人对此问题持有完全错误的观点。大多数人，像我在开始这项工作之前一样，会凭常识来回答这一问题。那些写出成功类书籍的大师、商界高管以及头脑教练们，他们中的绝大多数也是运用常识来回答这一问题的。

> 要更加努力，做你自己的主人。
>
> 要想象你成功之后的画面，延长你的工作时间，承担责任，停止抱怨，改变你的态度，不要让任何人挡住你的去路。
>
> 凭借勤奋的投入，你可以在生活中成就你想要成就的任何事。
>
> 如果你没有足够成功，那么是因为你懒，你太任性，或者你需要调整态度。
>
> 看着我，如果我能行，你也能行。

这种回答方式的问题在于，对于众多很认真地想要把这种方法运用到生活中的人们来说，它是不管用的。它的效果常常事与愿违。人们越是努力尝试，他们的大脑、个人能力以及行为却变得越糟糕。毫无疑问，这种严厉的爱和踢屁股的方法对某些人是起作用的，但是它也让无数人感到意志消沉，看不到希望，丧失了价值感。当一位 17 岁的男孩背负着重重的枷锁来到我们的诊所时，如果我像他生活中的其他所有成年人已经做过的那样，严厉地训斥他，告诉他要更加努力，你认为这会取得多大的治疗效果呢？不会有多大的效果的，所以我们采取了完全不同的做法。

杰出的心智始于健康的大脑。在生活的方方面面，如果想要实现自己的梦想，你的大脑必须能正确地运转。大脑控制着你所做的任何事：你如何思考，你如何感觉，你如何行动以及你与别人相处得有多好。当你的大脑运转正常，你也就没有问题。

通向杰出心智的第一把钥匙，就是拥有一个平衡的大脑。有了它，我们就能够从自己的经验中学习或者向别人学习，以实现最美好的人生。调查我们失败的原因的第一步就是理解大脑。一个不平衡的大脑可以给它的主人造成难以估量的麻烦，包括学习困难、注意力分散、容易冲动以及重复地犯同样的错误等。

一个不平衡的大脑，可以让绝大多数用于改善行为的自助性策略或社会性策略失灵。以监狱为例，显然，监狱是校正行为的一种极端的、高成本的尝试，然而5年之中的累犯率高达60%～70%。在帮助那些行为恶劣、直至最终蹲了监狱的人的过程中，很少有人考虑要观察他们的大脑。

或者再以婚姻心理治疗为例。据2005年《纽约时报》上的一篇文章介绍，在结束心理咨询两年之后，25%的夫妇比他们开始时的情况更糟，而在4年之后，多达38%的夫妇已经离婚了。在试图帮助改善恶化的夫妻关系时，很少有婚姻心理治疗师能意识到要检查一下求助者的大脑。有多少婚姻问题是由于夫妻中的一方大脑有问题而造成的呢？而双方却都不知道这一点。在任何一个行业中，杰出的心智都是与正常的脑功能联系在一起的。由于我们从来不直接去看看大脑，也很少观照大脑对我们生活的影响，所以在试图实现我们梦想的过程中，我们常常错过了这一最为重要的谜团——大脑。

在过去的30年里，我的职业身份是精神科医生和脑成像专家。为了研究人类行为，为了探索人们是如何形成杰出的心智以及为什么会形成杰出的心智，我成了一名精神病学家。在多年前，我开始研究脑成像，这是因为，在当了9年的精神科医生之后，我认识到，我曾错失了能够帮助病人的重要信息。为了真正帮助人们改变，我发现，必须在个别病人中理解和优化病人的大脑，即帮助人们"改变"的器官。

当我开始为前来咨询的病人进行脑成像扫描后不久，一系列观点开始在我的头脑中形成。在接下来的数年里，这些观点越来越清晰，并成为我以后所有研究的一部分。

● 杰出的心智始于平衡的大脑。

● 失败常常是大脑出问题的结果。

● 大脑功能，人各有异。

● 优化大脑会明显地提高一个人的各种能力。

● 运用所有可得的方法使大脑平衡，包括天然补充剂、合理的配餐、锻炼、思维策略，并且在必要的情况下采用药物治疗。

● 授人以渔（技巧），而不是授人以鱼（药片）。

不管你处于哪个年龄段，本书最终都能让你了解，你的大脑是如何在你生活的日常活动中发挥作用的，并教会你一些具体的策略，来自然地使其优化。这本书将帮助你在工作、生活和人际关系等方面，释放你的各种能力，并使你能在更大程度上挖掘潜力，以成就事业、建立良好的人际关系，并实现一生的幸福。

健康的大脑能够激发你的活力与专注力，抗击疾病与衰老，那么你的大脑是否健康呢？扫码下载"湛庐阅读"APP，搜索"超强大脑"，获取彩蛋！

什么是彩蛋 彩蛋是湛庐图书策划人为你准备的更多惊喜，一般包括①测试题及答案②参考文献及注释③延伸阅读、相关视频等，记得"扫一扫"领取。

第三部分 **修复心智的工具**

Magnificent
Mind at
Any ge

第一部分

健康的大脑，成功的人生

Treat Anxiety, Depression,
Memory Problems, ADD,
and Insomnia

Magnificent Mind at Any Age

大脑越健康，人生越美好

最健康的大脑

大脑经营着世界，经营着股票市场，也经营着小地方的集市。大脑经营着大公司，也经营着街边的夫妻小店。大脑经营着银行、饭店、网球俱乐部、干洗店、职业篮球队、互联网约会服务，还有大学。大脑经营着婚姻、业主联谊会以及恐怖组织。大脑经营着你，也有效地经营着你的家庭。然而，尽管大脑参与了我们工作和家庭中的几乎所有事情，但是我们很少想起它，也不怎么尊敬它。在 MBA 的课程中，没有关于大脑的正式教育；在教堂里，也没有训练大脑的节目；在客户服务计划或管理计划中，没有关于大脑的各种练习；在学校里，也没有关于大脑的真正实践教育。大脑教育的缺失是一个重大的错误，因为我们的所有成功都始于一个健康的大脑。

杰出心智的特点包括个人责任感、清晰的目标、高度集中的注意力、持续的努力、有效的社交技能、控制冲动、动机、诚实以及创造力。但是很少有人认识到所有这些都是大脑的功能。一个健康的大脑使这些特点更容易融入你的生活，而一个被损伤的或不尽如人意的大脑则较不容易具有这些特点。好好照顾你的大脑，这是获得杰出心智的基础。

这里有一个例子。在我所教授的一个心理学研究生课程中，我为我的大脑健康研究征求志愿者。到 2000 年，我们团队已经收集了数以万计的脑部扫描图，从注意力缺陷多动障碍（ADHD）、焦虑症、抑郁症、自闭症、阿尔茨海默病、脑外伤、婚姻冲突到暴力等情况不一。为了推进我们的研究，我们需要建立一个大型的正常人的资料数据库，以便与我们的临床研究相比较。在我所到之处我都会征寻正常人作为被试。令人奇怪的是，找到正常人作为被试并不是那么容易的。

克里斯蒂是我最喜欢的一个学生，在一次课程结束后，她非常兴奋地走上讲台。她说："您一定要扫描一下我 82 岁的奶奶安娜的大脑，她是我所知道的最正常的人之一，您会喜欢她的。"我听从了克里斯蒂的建议，并在得到了安娜的同意之后，对安娜进行了脑部扫描，并最终发现她确实很健康（见图 1-1），她达到了这项研究的所有标准。

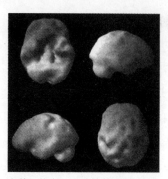

完整、均衡、对称性的脑活动

图1-1 安娜82岁时的大脑扫描图

在安娜人生的任何时点上，她都没有患过任何精神疾病，她没有物质滥用以及大脑受过伤害的病史，也没有任何直系亲属患有精神疾病，并且她当时也没有接受任何药物治疗。安娜结婚已经有 58 年了，是一个富有爱心的妻子、妈妈和奶奶。她思维敏捷，充满好奇心，活跃于教堂和社区。她有着牢固的人际关系，而这些关系都能保持多年。她从不喝酒，也从不抽烟，并努力保持健康的饮食习惯。

在我观察过的近 5 万个大脑中，她的大脑是我所见过的最为健康的大脑之一！她的大脑与她的生活匹配。

走向更健康的大脑

我们中的绝大多数人从来都不知道大脑有多重要，所以在生活中，我们会考虑很多事情，包括体重、皮肤护理、财务、子女、网上约会、假期、事业、运动，但就是不去考虑大脑这一至关重要的器官。我住在加利福尼亚的纽波特海滩，是奥兰治县的中心。这里常常被称作"塑胶社区"，这是因为与世界上任何其他地区相比，在我们这里的街道和海滩上有更多做过塑胶整形手术的人在走来走去。我们对我们的脸蛋、乳房、肚皮和屁股的关心甚于我们的大脑。这有多愚蠢呢？当你真的想要改变自己的时候，请从你的大脑开始。在本章，我将告诉你，为了改善你的大脑功能，你应当从 6 件事做起。

1. 保护你那令人叹为观止但很脆弱的大脑

大脑是宇宙中最为复杂的器官。据估计，大脑拥有 1 000 亿个神经细胞，而其中的连接更是比宇宙中的星辰还要多。尽管大脑只占人体重量的 2%，但在你消耗的卡路里中，它占了 25%。如果你取出如沙粒大小的一块脑组织，它含有 10 万个神经元和 10 亿个连接，这些神经元和神经连接之间都可以互相沟通。如果你思虑不是很多，大脑平均一天会流失 8.5 万个脑细胞，一秒钟会流失一个。信息在大脑中的传输速度是每小时 431 公里，当然，喝醉时例外，因为酒精会使大脑的运行速度下降。大脑是爱的器官，是学习的器官，是行为的器官，是知识的器官，是人格的器官，是品格的器官，是信念的器官，也是知道的器官。

大脑非常柔软，居住在一个非常坚硬的脑壳里。大多数人以为他们的大脑是结实、牢固和有弹性的，但脑壳里的实际情况并非如此，那只是当它被浸泡在病理学家实验室的甲醛里时的状态。在你的脑壳里，大脑 80% 的成分是水，其浓度相当于软黄油和奶油蛋羹，介于蛋白和果冻之间。在《在额叶中的另一天》（*Another Day in the Frontal Lobe*）一书中，神经外科医生卡特里纳·弗里克（Katrina Firlik）把大脑描述成"像豆腐一样柔软，在外科手术的啜吸过程中由吸引器吸入软管中的东西就是那样的"。

你那柔软如豆腐一样的大脑就居住在一个非常坚硬的脑壳里，脑壳里有许多隆起。这些隆起在发生脑外伤的过程中会伤及大脑，所以为什么要让你的孩子用头去顶足球呢？为什么要让他们当橄榄球运动中的阻截队员（即使戴着头盔）呢？为什么要让他们不戴头盔去玩滑板或滑雪呢？为什么你要给你 10 多岁的孩子买摩托车或带着他们在沙漠中玩四轮越野呢？在神经科学家看来，这些都是可能会严重损伤大脑的危险活动。拳击、橄榄球、摩托车越野这类运动，不值得冒险去玩。体育活动虽然对大脑有益，但最好去参加那些对大脑较为安全的运动，如网球、乒乓球、田径（撑杆跳除外）和篮球。

2007 年由辛辛那提大学医学院的约翰·亚当斯（John Adams）及其同事做的一项研究发现，用头顶球与以后生活中的慢性脑损伤及记忆问题相关。研究者发现，有证据表明，与不玩足球的年轻男性相比，玩足球的男性大脑灰质减少得更多。

从对数万次脑成像扫描的观察中，我学到的最为重要的一件事就是，轻微的外伤性脑损伤会损害大脑，进而导致人们的生活发生改变，但没人知道这一点。大脑受伤的人在其受伤之后，还会遭受情绪问题、行为问题和认知问题，然后他们就会去找精神科医生或心理医生，而这些医生通常不会去检查他们的大脑。因为身体原因而产生的问题通常被当成心理问题来对待。如果你从不去关注你的大脑，你将会对许多研究者所说的"静悄悄的流行病"失察。每年都有 200 万新报告的脑损伤病例发生，还有数百万其他的脑损伤根本就被人们忽视了。

在我刚开始从事脑成像工作的时候，我在扫描图像上看到了许多脑损伤的形态。当我询问患者是否有脑损伤的病史时，他们说没有。在我继续追问的情况下，一个全新的世界在我面前打开了。我发现人们通常会忘记重大的脑部伤害，我不得不询问他们三四次甚至10次。很多人忘记或未曾意识到曾经有过严重的脑损伤，不少人在对这一问题不断说"没有"之后，会突然在脸上呈现出一个"哎呀"的表情，然后说"原来我有过（脑损伤），我在7岁的时候曾经从一个二楼的窗台上掉下去"。有人会告诉我他曾头朝前撞碎了汽车的挡风玻璃；在玩橄榄球或踢足球时得过脑震荡；或曾经从一段楼梯上摔下来。并不是所有的脑损伤都会造成损害，即使有些严重的脑损伤也不一定会引起脑损害，这在于基因的易损性和脑外伤之间的互动。充满脑壳的脑脊髓液对大脑起到了缓冲的作用。但是，损害的确有可能在大多数人都不知道的情况下发生。

大脑受到损害，就有可能限制或削弱你在生活的方方面面取得成功的能力。经历过大脑损伤的人们，更有可能去吸毒、酗酒、为情绪问题困扰、离婚、产生家庭暴力、犯罪或出现财务问题，以及会遇到导致失败的其他类型的麻烦。如果你想做最好的自己，机灵点儿，保护好你柔软的大脑。

2. 在你的大脑较为年轻时，给它更多照顾

绝大多数人以为到了18岁我们就是成年人了。那只是一个社会性的定义，但从脑科学的角度来看就不一定是这样了。前额叶皮层是最能使我们成为人类的那部分脑组织，在我们25岁之前它的发育都没有停止过，它让我们深谋远虑、做出判断、控制冲动、从错误中学习，而这都是成熟的表现。保险行业的从业者知道这一点要比神经科学家早得多，当你在25岁时，你的汽车保险费率就可以降低了，因为从25岁开始你变成了一个更为谨慎的司机。

随着你大脑的成熟，神经细胞被包裹进一种白色的含脂肪的物质，这种物质叫"髓磷质"。这一过程叫作"髓鞘化"，就好像用绝缘体包裹铜电线一样，髓磷质保护并帮助神经细胞，使其工作效率提高10倍左右。髓鞘化

从大脑的后面一部分开始，向前发展。在生命最初的几个月里，枕叶就开始髓鞘化，枕叶与视觉有关，这样我们就可以看到更多的细节。随着我们年龄的增长，前额叶皮层才完成其髓鞘化。当前的研究，包括我们的研究都认为，完成髓鞘化一般在 25 岁左右。通过在亚蒙诊所做过的一项涉及了 6 300 名病人的脑成像资料的研究，我们发现，前额叶皮层的图像直到 25 岁以后才变得稳定。

为什么这一点如此重要呢？因为在 25 岁以前，我们大脑的发育都没有停止过。所以我们真是应该花大力气保护我们青年时的大脑。现在，太多的家长不怎么管他们 10 多岁的孩子，孩子吃什么不管、睡眠不足也不管，他们小小年纪就开始喝酒或者吸食大麻，而他们自己也不把这当回事儿，他们甚至会驾车不安全地行驶在路上。我们让孩子太早进入大学，在那里他们开始学会一些摧毁大脑的行为，诸如严重酗酒、没完没了地玩暴力电子游戏、网上赌博以及接受黄色信息。当孩子长到 18 岁，他们一惹我们生气，我们就准备把他们从家里赶出去。我知道我的 3 个成年子女（年龄分别为 31 岁、26 岁和 21 岁）现在比他们在 18 岁时有更好的判断能力。

将这一概念向前推进一步。父母每年都要花费数十亿美元来帮助他们的子女获得成功。我们把钞票撒在了私立学校、夏令营以及各种各样的课程上，让他们学武术、体育技能、音乐和舞蹈。我们花时间辅导他们或为他们请家庭教师。就在我们花费时间帮助他们达到自己的最好状态时，我们不应该忘记那个最重要的器官，是它告诉身体如何击打高尔夫球、记住空手道的形（套路）、听出音乐中的韵律以及如何在跳现代舞时即兴发挥。在你的孩子还是个儿童、少年时，花点儿时间和金钱在他们的脑健康上，这对他们的未来，无疑是最聪明的投资之一。我们可以为他们做一些简单的事情，即告诉他们大脑有多么重要，告诉他们如何照顾好它、保护它，以适当进食滋养它，以充分睡眠休养它，并使它避免接触毒品和酒精等有毒害的物质。一旦得到适当的教育，他们就会知道怎样更好地照顾自己的大脑。

3. 促进血液流动

血液对大脑来说特别重要。虽然大脑只占身体重量的2%，但它占用的血液流动和氧气供应却达到了整个身体的20%。普通人很少会把大脑中的血液流动看得那么重，除非遭遇了重大的疾患，诸如中风或动脉瘤等。但是正常的血液流动对于脑健康来说绝对是根本性的，这就是为什么我喜欢把脑成像作为研究手段，因为脑成像具体看的就是大脑中的血流模式。

血液会给大脑带来氧气、糖分、维生素以及其他营养物质，并带走大脑中的二氧化碳和其他有毒的废弃物。如果过早地限制了血液的流动，就会使我们身体的器官老化。想想抽烟的人的皮肤，不管是谁，只要看看这个人的皮肤，我们就能判断出他是不是一个烟民。烟民的皮肤看上去有很深的皱纹，甚至有轻微的黄灰色。为什么呢？因为尼古丁会严重地限制身体各个器官（包括皮肤和大脑）的血液流动。由于得不到充分的营养物质，烟民们的相貌和大脑的思维都要比实际年龄更老。

除非你积极地做一些事情改变它，否则随着年龄的增长，你整个身体中的血液流量，特别是流向大脑的血流量会减少。血管会老化，血压会上升，从而限制了血液的供应。要想让心脏和心智保持年轻，最基本的就是要了解限制血液流动的各种因素并消除这些因素。改善血液流动是永葆青春之源泉。

有利于心脏的亦有利于大脑。同时，对你的性器官也是有好处的。不管是男人还是女人，流向你性器官的血液对于你享受健康的、富有激情的、令人满意的性生活是至关重要的。你知不知道在40多岁的人中，有40%患有阳痿，而在70多岁的人中有70%患有阳痿，这都是血液流动的问题。难怪到处都是西力士（Cialis）、艾力达（Levitra）和万艾可（Viagra）的广告。关于阳痿令人震惊的统计数据表明，心脏问题和大脑问题也比人们认为的要更为普遍。

以下就是限制或干扰血液流动的各种因素的一个不完全清单。

- **紧张：**应激化学物质肾上腺素泛滥，限制了流向身体许多区域的血液。

- **咖啡因：**这种物质直接限制流向大脑的血液，干扰睡眠，还会引起脱水。

- **尼古丁：**这种物质限制流向身体各个部位的血液。

- **脱水：**大脑中有80%是水。任何能引起脱水的东西都会使它较难思考。
  我曾经为一位著名的健美运动员做过脑扫描。他的大脑有点像瘾君子的
  大脑，但他强烈地予以否认。然后我了解到在他出镜之前，他要使自己
  看起来明显地脱水以便在镜头前看起来更有型。在他第一次扫描之后的
  第二天他有一次出镜。当他在随后的一周里补充了水分之后，他的大脑
  看起来就好多了（见图1-2和图1-3）。

- **动脉疾病/心脏病：**均直接限制血液的流动。

- **糖尿病：**小血管疾病、糖尿病会限制血液的流动，使血管变脆，并阻止
  受损伤组织的痊愈。

- **环境毒素：**这些毒素会毒害血管。

- **缺乏睡眠：**晚上睡眠少于6小时的，流向大脑的整体血液状况会变差。

- **缺乏锻炼：**除了减弱心脏的泵血能力，太少的锻炼会加速血管的老化并
  降低其效率。

- **吸毒或酗酒：**这些物质会直接毒害血管系统。毒品或酒精会引起整体的
  血液流量减少，使扫描图像看起来就像瑞士硬干酪。

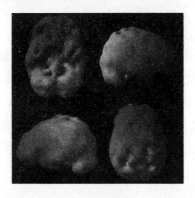

图1-2　健美运动员脱水后的大脑

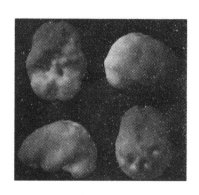

图 1-3　健美运动员适当补充水分后的大脑

　　为了增加你身体和大脑中健康的血液流动，你需要足够的睡眠、喝足够的水、避免诸如咖啡因和酒精等使你脱水的物质、停止可能减少血流的药物治疗或坏习惯（如抽烟），并考虑服用像鱼油、银杏、人参以及 L- 精氨酸盐（L-arginine）等促进血液流动的补充剂。而最重要的事大概就是排除体内毒素以及参加体育锻炼。

4. 增加你的脑储备

　　你是否曾经想过，为什么有些人会紧张或受到伤害，而另一些人则没有这样的特征？我想过。我想过为什么有些人在父亲或母亲去世之后陷入了抑郁，而有些人虽然也伤心但是却没有影响他们的生活。为什么有些人在遭受了轻微的脑损伤之后，看起来确实受到了影响，而其他人却没有。为什么有些人能够一直工作很长时间，而其他人在工作很短一段时间以后就筋疲力尽。

　　数年以前，在看过成千上万幅大脑扫描图像之后，我开始思考脑储备的概念。脑储备是我们所拥有的富余或多余的脑细胞，可以用来应对猝不及防的事件或损害。脑储备越多，我们能够应付的紧张或伤害也就越多。脑储备越少，我们就越脆弱。当我们还在娘胎里的时候，所有人的脑储备都是一样的。很多因素可以毁掉它，也有很多因素可以让它更强大。比如，在你母亲怀你的那段时间，如果她抽烟、喝酒或经常处于紧张状态之下，她就在减少你的脑储备；如果她每天都服用鱼油、听经典音乐、冥想，她很可能就在增加你的脑储备。如果你在三岁的时候，曾从楼梯上摔下来；在童年期间由于有一个酗酒的父亲或母亲而经受着长期的紧张；或者在儿童或少年期间曾遭猥亵、酗酒或吸过毒，那么这些事情都会减少你的脑储备。而另一方面，如果你的饮食配餐很健康，按时服用营养品，并在父母持续的关爱中长大，并有许多种不同的学习机会，那么你的脑储备都有可能增加。

任何损害脑功能的事物都会腐蚀你的脑容量，以下是已经为人所知的一些减少脑储备的因素。

- 出生之前或出生时受到的伤害
- 饮酒过量
- 消极想法
- 各种环境性毒素
- 缺乏睡眠或呼吸暂停综合征
- 咖啡因过量
- 缺乏锻炼
- 脑外伤
- 吸毒
- 不良配餐
- 长期紧张
- 吸烟
- 太多的电视或暴力电子游戏

类似地，维持一个有利于脑健康的生活，将增加你的脑储备或使你能够更坚强地应付可能发生的令你紧张或麻烦的事情。我总想着如何增加我的脑储备，以便我能够应对一些生活中不可避免的危机。以下列举了增加脑储备的一些途径：

- 建立积极的社会联系
- 保持健康的配餐
- 服用鱼油补充剂
- 学习音乐
- 跳舞（当然是在不喝酒的情况下）
- 表达感激之情
- 学习新东西
- 每日服用复合维生素
- 冥想
- 有规律地锻炼
- 经常以积极的方式思考

如果你想要在承受压力的时间里保持健康，你需要有充足的脑储备。从今天开始做起，给你的生活储备更多的脑细胞吧！

5. 维护大脑的硬件

你的大脑不仅要生长、发育和成熟，还需要不断地自我修复。如果一辆汽车需要调整或更换一个零部件，你可以把它交给机修师，你的大脑却不一样。你的大脑对生命进程中正常磨损造成的损害有各种自我修复的机制。为了使大脑能够持续处于最佳的工作状态，我们需要对硬件进行维修。

广泛存在着这样一种信念：我们将终身拥有我们出生时所有的脑细胞。由于这一理念，科学家们认为脑损伤是不可逆转的，神经性疾病是不可能痊愈的。在近 10 年来的一些很出色的研究中，研究者们已经证明了人类大脑会产生新细胞。科学家们一直在研究着人类大脑是怎样产生脑细胞的，从而加速这一领域的相关研究。

神经发生机制意味着出生，而出生的周期开始于死亡。举例来说，你参加了一次新年晚会，在晚会上多喝了一点儿香槟酒。你回到家睡了一觉。等你醒来的时候，数十万神经元已经由于酒精的毒性而死亡。可是，你大脑中神经元的数量需要回到正常水平。神经发生是指，通过替换被杀死或被损害的神经元，从而发展和维持大脑功能性容量的过程。神经元的死亡这一事实本身就会刺激新神经元的形成，但神经发生机制却不知道何时停止，如果让其自行发展，那么新神经元将会不断产生直到大脑爆炸为止。大脑需要自我约束，以便维持适当数量的神经元。当产生的数量达到了特定的水平，细胞就会死亡。然而这一死亡机制也不知道何时停止，于是又引发了新神经元的形成。这一过程使脑细胞的生长停留在一个特定的范围内，以保证大脑"电路"总是能运行良好，至少在正常条件下是这样的。

我们把这一修复过程看成是大脑的管理者，管理者的工作是管理人口。人口的数量要保持某种平衡，否则一切都要乱套了。当死去的细胞比产生的细胞更多时，就会发生老化。当细胞过度增生扩散时就会得癌症。加强脑健康就是加强神经发生机制。

6. 你控制自己生活的能力直接与你的脑健康联系在一起

绝大多数人对自由意志有着一种非黑即白的认识。我在开始大脑成像工作之前也是这样认为的。我从小就是一名罗马天主教徒，曾经认为我们都能平等地决定是行善还是作恶。引导人们上天堂还是下地狱的只是一个简单的决定，并且除了那些因有智障或患有其他大脑疾病，如阿尔茨海默病或精神分裂症而被剥夺了自控力的人之外，我们都有同样的能力来做出选择。然而，在观察了数万名病人的大脑之后，我开始认识到，自由意志其实是一个相当灰色的概念。我想我们大多数人都拥有大概 85% 的自由意志，而当 6 罐啤酒下肚后，我们的自由意志就下降到了大约 50%。但如果一个人由于疾病或某种损伤，一开始他就只有 50% 的自由意志，那么同样的 6 罐啤酒可能将会给他的生活带来一场灾难。

在开始大脑扫描的起初数年里，刑事案件的辩护律师听说了我的工作，就叫那些嫌疑犯来我这里进行脑扫描。在绝大多数的情况下，那些人的脑功能真的是很糟糕，当然也不总是这样。很明显，脑健康与决策相关。

在来自赫拉克勒斯的一个令人伤心的案例中，一个 16 岁的男孩乔斯无情地攻击了另一个 10 多岁的孩子狄龙，原因是狄龙所穿的衬衫的颜色。这一案件被人们称为"红衫案"。该案件引发了整座城市的愤怒。乔斯在发飙之前刚从"热箱"中出来，所谓"热箱"是指，数人在一个很小的空间里吸食含有大麻的烟卷，从而增加大麻的浓度。包括乔斯在内的一群少年，在一辆小车里关紧车窗吸食含有大麻的烟卷。从"热箱"中出来后不久，乔斯看见穿着红色衬衫的狄龙在大街上遛狗。乔斯正想加入一个帮会，这个帮会的颜色是红色，他拦住了狄龙，问他属于什么颜色。狄龙说他不属于任何颜色并试图走开。乔斯说完"回答错误"，就开始无情地打他，最终几乎导致狄龙死亡。狄龙昏迷了三个星期，醒来后留下了严重的脑损伤后遗症。

　　作为构成其辩护的一部分内容，乔斯的律师送他去做了一项神经心理测试，测试显示他的前额叶皮层可能存在损伤，而前额叶皮层主管着判断、共情、计划和冲动控制。那位神经心理学家建议该律师联系我，以扫描乔斯的大脑。这次扫描研究的结果显示，乔斯的大脑是很不正常的。乔斯的前额叶皮层和颞叶的活动处于严重低水平（这意味着学习能力缺失和暴力倾向），而他的前扣带回（这是大脑的变速杆）的活动水平却较高，这使他刚硬不灵活，而且容易固着于消极想法（见图1-4）。

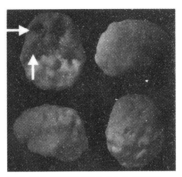

箭头指向前额叶皮层（上）和颞叶

图1-4　乔斯的大脑扫描图

　　很明显，乔斯的大脑不正常。他过去曾经遭受过数次脑外伤，曾经被一个重链打得失去了知觉，以及严重的情绪创伤。他的母亲在他8岁时被谋杀，他曾经目睹过许多暴力行为。即使当他没有吸食大麻的时候，他的大脑也很脆弱。把他放到一个错误的情境之下，在大麻这个能进一步降低脑功能的毒品的影响下，他就有可能会爆发。

　　由于在乔斯的审判中作证，我受到了很多指责，甚至还收到了威胁电话。人们说我在为错误的行为提供高技术含量的借口。但事实上，乔斯没有能力控制他的大脑，而大脑是行为的器官。我不是说他没有犯罪，他确实有罪。这件事也并不意味着他不会对这项罪行负责，他有责任。作为专家证人意见，我的证词只意味着陪审团应当考虑到乔斯不能控制他的脑细胞，应该把他送到一个能接受适当治疗的地方。问题是，有这样的可能：不管判决是什么，他将在某个时候回归家庭。到那时，如果他的大脑有所改善，他将不再可能犯罪。实际上，陪审团确实利用脑成像信息作为减轻其刑罚的理由。检方想要他接受 25 年的监禁，而陪审团判了他 11 年，并建议把乔斯送到一个能够给他提供治疗的地方。

为什么有些人在特定的情境下会爆发而其他人则不会？我想我们必须考虑大脑的脆弱性。大脑工作得越好，我们干坏事或干傻事的可能性就会越小。

测测你的大脑哪里短路了

大脑的薄弱区在哪里

爱德华来到亚蒙诊所咨询时，是以开卡车为生的。他刚刚和他的第二任妻子离婚，感到忧伤并且非常焦虑，甚至有自杀的念头。他经常会有一种冲动，想把他的卡车从桥上或悬崖上开下去。当我来到候诊室第一次见爱德华的时候，我看到他正在用一个艺术家使用的速写本写生。当我提出想看他的画时，他不太情愿地给我看了看。真是令人惊叹。我想他一定是一位训练有素的职业艺术家，但我刚刚看过他的背景信息，上面并未提及这个。

对爱德华的临床评估和大脑扫描显示，他正在遭受着抑郁、焦虑和注意力缺陷多动障碍。在他的成年生活中，他一直挣扎着要保住工作，他总是会让他的恋爱对象感到失望。他烦透了这种不好的状态，于是产生了治疗的念头。我们对他的治疗方法是，改变饮食配餐、加强锻炼、吃营养补充剂、进行药物治疗以及目标明确的心智练习。经过治疗，他开始慢慢地痊愈。

爱德华以前一直想成为一名艺术家。当他还在小学的时候，他的老师就告诉过他，说他有这方面的天赋。然而他却从来都不能坚持完成他已经开始的作品。当对他的治疗效果进行巩固的时候，他已经能够完成一些艺术创作了。他在当地的一家画廊里卖出了几幅作品。在接下来的一年里，他的作品更受欢迎，他也能够辞掉卡车公司的工作而专注于艺术创作了。三年后，他的一幅画已经卖到了 10 万美元以上。很多人觉得自己无力负担治疗的费用，但是未经治疗或未经有效治疗的精神疾患可能会比花钱治疗的代价更高。

一项令人震惊的统计数据显示，49% 的美国人在他们生活的某个时点上会患有精神障碍。焦虑、抑郁症、物质滥用以及注意力缺陷多动障碍是最为常见的一些精神障碍。29% 的人会患有上面提到的两种不同的障碍，而 17% 的人会像爱德华一样患有三种疾病。患有一种或多种疾患无疑会影响你，使你不能在工作和人际关系这两方面取得成功。这些疾患让许多人丧失了感到幸福和满意的能力；这些疾患还让不少人告别了他们的生活。全世界范围内每年因自杀而丧生的人数达到了 100 万。

有关脑成像的工作告诉我，这些问题经常都是大脑短路的结果，而这些短路是可以修复或改善的。但一个令人悲伤的事实是：由于无知、恐惧、羞愧或罪恶感，绝大多数人都不去寻求适当的治疗。在本章中，我们就来探讨一下，这些大脑短路的现象是如何影响我们成功的。

我热爱精神科医生这一职业，但我厌恶"精神病学""精神科治疗""精神科医生""心理障碍"这样的词汇。对于普通人来说，这些词汇会唤起诸如疯狂、古怪、不寻常、意志薄弱、性格问题以及莫名其妙的不真实、不可信等想法。当我第一次告诉父亲我想要成为一名精神科医生时，他的失望溢于言表，他问我为什么不想成为一名真正的医生。精神类的疾病确实是真实存在的，并使人遭受着巨大的痛苦。虽然患有精神方面疾病的人的大脑有一定的障碍，但在大多数普通的人群中他们看起来是正常的。

我们都是脆弱的，"我"也不例外

考虑到这些疾病是如此普遍，以至于在生活中几乎所有人都有可能患上这些疾病。我知道你们中的某些人会这样想："我例外，我永远都不会患上抑郁症或焦虑症，我永远都不会有吸毒或酗酒的问题。"我也曾经这样想过。"我治疗那些有疾患的人，而我这么强壮、这么自律，我不会像我的病人那样得病的。"错！数年前，一位对我很重要的人离去了。在整整 9 个月里，我处于极端焦虑的状态，胸部痛得要命，夜晚不能入眠，一些可怕的想法出现在我的脑海中。这种焦虑影响了我的工作和人际关系。它的伤害性超出了我的想象。最终，这段经历使我更强壮，我为此心怀感激。我学到了更多的情绪管理的方法，这些方法不仅对我有益，也能够帮助我的患者。患病期间我还遇到了一些乐于助人的好人，同时我还加强了与患者的共情。

未经治疗或未经有效治疗的大脑问题或精神问题，都会限制一个人走向成功的能力。当然，也有例外情况，很多患有这类疾病的人非常成功。随便举几个例子，比如，海明威就患有抑郁症、凡·高患有精神疾病、约翰·麦顿患有恐飞、简·方达患有贪食症、波姬·小丝患有产后抑郁症，以及霍华德·休斯患有强迫性障碍。这些人都有精神上的疾病。对这些人来说，疾病中断了他们的生活，也限制了他们的能力。但只要经过适当的治疗，就能够减少他们的痛苦，提高他们的生活质量。

看待失败的一个全新方法

韦斯利是一所大型的综合大学里一个研究工作组的负责人。他每年都能拉来数百万美元的基金赞助，但他的部门工作没有效率，人员流动率很高。大多数和他一起工作的人，包括他的老板都认为他是一个自恋狂。他经常和老板发生争执，有一次他的老板竟问他"是不是没有上过幼儿园"，因为"他好像从来都不懂得分享"。韦斯利经常会大发脾气，他的社交技能很贫乏。有一次，他在大学校长面前公开挑衅了他的老板之后，他被解雇了。

杰是一家价值数百万美元的食品公司的首席行政官。他多数时候是一个讲道理的人，但在一次员工会议上，他向文斯发了火。文斯是深得他信任的副总裁，数年来一直是他的左右手。文斯不堪忍受他言辞激烈的长篇大论，转身离开了会议室。杰不得不花好几个小时来说服他不要辞职。他们的关系再也不像从前那么好了。杰过段时间就会因为一点小事无缘无故地发次脾气，但在这份工作上他还是头一次。多年来，他的家庭成员也因为他的这种脾性而饱受折磨。

切瑞是一家大型律师事务所的办公室主任。虽然她很努力，工作效率也很高，但由于对客户和合伙人律师的态度粗鲁并且不够灵活而被解雇。在她被解雇之前，她曾做过几次心理咨询。她不能适应变化，并相信事情以前是什么样子，就应该一直是什么样子。她的孩子都在 18 岁之前离开了家。

比尔是一家连锁百货公司的总经理。在为公司服务了 10 年之后，由于偷窃公司财物而被解雇。而早在他被解雇的 3 年前，他的妻子就因为他的不忠行为而离开了他。

丹尼是当地一家杂货店的经理。他在经理办公室里与一位收银员发生性关系时，被店主逮个正着，因此被解雇。

西玛是一家大型手机卖场的工作人员。她机灵，热情，办事仔细。她的顾客和同事都很喜欢她。但有时候她会迟到、打电话请病假，看起来情绪不好且衣衫不整。由于这些反复无常的行为，她被解雇了。显然，她的工作态度影响了卖场的士气，同时由于她的迟到使卖场经常缺人手而使营业额减少。

特里是当地一家连锁药店的药房经理。他的老板很容易生气而且反复无常。他怕自己的老板。特里感到十分焦虑，并因此开始感到头痛，还得了肠胃疾病，开始在工作中出现一些失误。特里从来都不敢顶撞他的老板，也没有想过能够越级向区域经理反映问题。一年之后，由于工作表现不尽如人意，特里被解雇了。

62 岁的芭芭拉是一位中学英语老师。多年来，她的学生和同事都很喜欢她。然而在过去的 4 年里，她变得越来越健忘，且容易被激怒并不可信赖。她似乎失去了动力，这是她人格的一个显著改变。经过数次心理咨询之后，她的行为没有任何改善，于是她被解雇了。她的丈夫快要发疯了，因为他发现自己的妻子已经完全变成了另一个人。

上面提到的这些人有什么共同之处吗？大脑出现的问题被错误地贴上了行为不良的标签，从而导致了个人的失败。韦斯利和杰是大脑的颞叶部位出了问题，这使他们脾气暴躁以及缺乏社交技能。切瑞严重缺乏灵活性的行为是由于大脑的前扣带回（被称为大脑的变速杆）过量活动所致。比尔和丹尼是前额叶皮层（被称为大脑的行政中心）出了问题并表现出不能控制冲动。西玛不时遭受着严重的抑郁症的困扰，可能是由于她的深层边缘系统的过量活动造成的。特里遭受着严重的焦虑和情境性紧张，这是由于他的基底神经节超时工作造成的。芭芭拉患有阿尔茨海默病，这使她的颞叶快速老化。所有这些人曾经都很能干，并且先前有过升职的经历，但是由于他们的大脑出现了问题，他们表现出令人难以忍受的行为。这些行为使他们失去了工作，并给他们的家庭带来了压力。他们的上司和他们的家庭从未想到他们的大脑出了问题。这些人中的绝大多数，他们的疾病是可以治疗的，而这些疾病一旦治愈，就能给他们的公司和家庭节省大量的金钱和时间，并减少大量的麻烦。

要想知道你的大脑何时出了问题，就一定要对大脑的工作机制有一个基本的理解，包括优势区域和弱势区域（见图 2-1）。在本章，我将向你介绍与成功和失败密切相关的 6 个大脑区域，并向你展示这些区域是干什么的，以及当这些区域不正常时会有什么事发生。

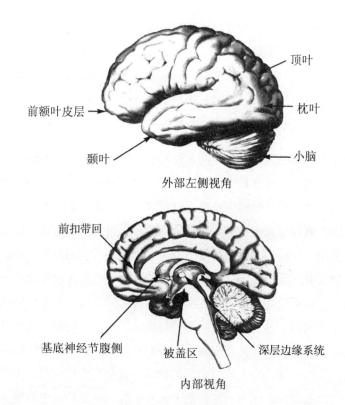

顶叶

枕叶

前额叶皮层

颞叶

小脑

外部左侧视角

前扣带回

基底神经节腹侧　　被盖区　　深层边缘系统

内部视角

图2-1　认识你的大脑

在我描述这些系统之前，请先做个关于大脑系统的小测验，来看看你的大脑状况是怎样的。

我知道并不是所有的人都有机会进行脑成像扫描，所以我开发了一个清单以帮助你们预测健康的脑部位和虚弱的脑部位。

有必要先做一些说明。自我报告清单有其优势也有其局限性。一方面，它快捷、方便，便于计分；另一方面，填写表格的人可能会把自己描绘成他们想要别人认为的那样，这就会导致自我报告出现偏差。例如，有些人会夸大他们的经历并把所有的症状都标示为频繁发生的，这实际上是在说"我想要有一个严重的问题，这样我就能得到帮助，比如生病或给我所有的麻烦找一个借口"。而另外会有一些人则完全否认，他们并不想看到任何个人的瑕疵，不会将任何症状当作有严重问题而加以勾选，他们实际上是在说"我没事儿，我没有任何问题，不要理我"。并不是所有的自我报告出现偏差都是故意的。人们有可能真的认识不到问题的存在或不知道如何表达自己的感受。与自评相比，有时候，家庭成员或朋友对其所爱之人的评价可能更为准确。有些人自己未必能注意到的事，他人却有可能注意到。任何类别的测验都不能作为唯一的测量工具，它们仅仅是帮助你思考，并成为提出更好问题的催化剂，做更多的评估还是有必要的。

Magnificent
Mind at
Any Age

亚蒙诊所简式脑系统问卷

请运用以下的量表，按下述每一项症状对自己做出评定。如果可能的话，让另一个了解你的人（如配偶、爱人或父母）也对你做一个评价。

0＝从不	1＝很少	2＝偶尔	3＝经常	4＝非常频繁

1. 保持注意力有困难。

2. 对细节缺乏注意。

3. 容易走神儿。

4. 容易拖拉。

5. 缺乏明确的目标。

6. 忙个不停。

7. 向别人表达共情有问题。

8. 在问题还没问完时，答案就脱口而出，经常打断别人的谈话。

9. 容易冲动（说话和做事之前不先想一下）。

10. 为了集中注意力需要使用咖啡因和尼古丁。

11. 沉溺于消极想法。

12. 忧虑。

13. 有从事强迫行为和成瘾行为的倾向。

14. 心怀怨恨。

15. 当事情没有按照自己的想法发展时，就有些心烦意乱。

16. 当事物不在适当的位置时就有些心烦意乱。

17. 有对抗或争论的习惯。

18. 不喜欢改变。

19. 需要以某种特定的方式做事，否则就会心烦意乱。

20. 不能在情境中看到不同的选项。

21. 感到伤心。

22. 消极。

23. 感到不满意。

24. 感到乏味。

25. 能量（活力）较低。

26. 对那些通常有趣或好玩的事情兴趣减少了。

27. 感到绝望、无助、没有价值感或有罪恶感。

28. 经常哭个不停。

29. 长期自尊感较低。

30. 有与社会隔离的感觉。

31. 感到神经紧张和焦虑。

32. 体验到恐慌感。

33. 具有高于正常的肌肉紧张度的症状（头痛、肌肉酸痛、手发抖）。

34. 倾向于做出最坏的预期。

35. 避免发生冲突。

36. 被别人评价或在别人的审视之下时，有过度的恐惧感。

37. 动机过于强烈，不能或很难停止工作。

38. 对自己的能力缺乏信心。

39. 总是在留意是不是有不好的事情发生。

40. 容易发生惊悸。

41. 脾气暴躁。

42. 有时候很容易被激怒。

43. 很容易把别人的非消极评论解读成消极的。

44. 经常会有似曾相识的感觉（感到曾经到过一个你以前从没有到过的地方）。

45. 表现得敏感或有轻微的妄想症。

46. 有脑伤病史。

47. 思想灰暗，甚至会有自杀或杀人的念头。

48. 曾经有一段时间经历过健忘和记忆问题。

49. 找不到适当的词语说话。

50. 感到情绪不稳定。

51. 写字很难看。

52. 保持一个有条有理的工作区域有困难。

53. 喜欢在房屋的周围打上复合桩基。

54. 比其他人对噪声更敏感。

55. 对于衣服里面的标签或衣服的触碰很敏感。

56. 总是笨手笨脚的或容易发生事故。

57. 学习新的信息和日常事务有些困难。

58. 在对话中感到继续下去会比较困难。

59. 对眩光、日光、远光灯或街灯有些敏感。

60. 似乎比别人对环境更为敏感。

问卷中的 60 道题分别代表了 6 个不同的大脑区域的症状，其中 1~10 题属于前额叶皮层症状，11~20 题属于前扣带回症状，21~30 题属于深层边缘系统症状，31~40 题属于基底神经节症状，41~50 题属于颞叶症状，51~60 题属于小脑症状。如果在问卷评估中经常选择 3 或 4，那么则表明评估对象的大脑可能存在问题。

● **有5道题选择3或4**：大脑极有可能是有问题的。

● **有3道题选择3或4**：大脑可能是有问题的。

● 有2道题选择3或4：大脑有问题的可能性较小。

你的大脑和行为

大脑被划分为 5 个主要的区域：

● 额叶和前额叶：计划和判断；

● 颞叶：记忆和情绪稳定性；

● 顶叶：感觉和方向感；

● 枕叶：视觉；

● 小脑：协作和速度。

大脑深层也有一些重要的结构，比如：

● 前扣带回：变速杆；

● 基底神经节：焦虑中心；

● 深层边缘系统：情绪中心；

● 腹侧被盖区：产生神经递质多巴胺，与显著度相关（去做某件事有多
  重要）。

关于大脑功能的一个有用的概括是：其背部，即顶叶、枕叶和颞叶的后面一部分是用来接收和感知这个世界的。大脑的前半部分将这些信息加以整合，分析并决定采取什么行动，然后计划并执行这一决定。所有的这些区域都与你的成功和人生奋斗有关。我们将具体看看与工作、爱和学习有关的 6个大脑系统的功能，包括前额叶皮层、前扣带回、深层边缘系统、基底神经节、颞叶以及小脑。另外，我们还将针对与大脑每一个区域相联系的问题以及一些帮助它们康复的策略，做一个简短的讨论。

🎗 前额叶皮层

无论何时，当我们讨论人类大脑时，需要探索的第一个区域就是前额叶

皮层（PFC）。人类的这一区域比其他任何动物的都要大得多。正是大脑的这部分使人成为人。前额叶皮层占人类大脑的30%，占黑猩猩大脑的11%，占狗大脑的7%，而只占猫大脑的3%。猫不懂计划也几乎不能控制冲动。我养了一只叫安娜贝拉的猫，它完全活在当下，既不思考过去也不忧虑未来。它也不去从错误中学习，它会饮卫生间里的水，不管你告诉过它多少次不要这样，它依然这样。

前额叶皮层被称为行政脑，因为它在我们大脑中的作用，就像老板在工作中的作用一样。当前额叶皮层活动水平较低的时候，就好像老板外出了，没有人监督了，什么事儿也办不成了。当前额叶皮层太努力工作的时候，就好像老板事必躬亲，什么事儿都管，搞得大家每天都惴惴不安。前额叶皮层帮助我们决策，并敦促我们持之以恒地向既定的目标奋斗。我也把它称作大脑的"吉米尼·克瑞克特"（迪士尼动画片中的一个角色）。吉米尼·克瑞克特是匹诺曹（一位童话人物）的良心，他大脑中那个坚定而微弱的声音帮助他在善与恶之间做出选择。你的前额叶皮层使你的行为保持在控制之中。喜剧演员达德利·穆尔（Dudley Moore）曾经说："最好的汽车安全装置是后视镜，但这个后视镜中得有一个警察。"前额叶皮层的作用就像是你头脑中的警察。

一旦前额叶皮层出了问题，就会导致"吉米尼·克瑞克特缺失综合征"，其症状是缺乏道德感、判断能力差、容易冲动、注意周期短、思维散乱、不能或难以从经验中学习、颠三倒四、时间管理能力差、缺乏共情。这一区域的活动水平低，通常是由于缺乏神经递质多巴胺造成的，可以通过补充剂或药物治疗来增加这种神经递质。

图2-2到图2-4是琼的3张脑成像扫描图。琼是一位62岁的妇女，一生中患有严重的注意力缺陷障碍（ADD）和阅读困难症。这3张图是在连续三天内扫描完成的。第一张脑成像图显示了她未经治疗的大脑。在第二张图中，耳穴贴压丸已经被放置在了她的双耳上，并产生了一些疗效。第三张图是在

她服用了一种名叫阿得拉（Adderall）的兴奋剂治疗之后扫描的，这种药戏剧性地改善了她的大脑。这些脑成像图表明，你能够改善你的脑功能，并改变你的生活。尽管当琼第一次扫描时，她已经60多岁了，但在有了一个更健全的大脑之后，琼拥有了更为美好的生活。在这一系列扫描中，最令人兴奋的一件事就是，像穴位贴压丸这样无毒副作用的疗法也能产生积极的疗效。我已从我们的脑成像工作中认识到，对替代性疗法要心怀敬意，即使它们并不总是如药物治疗那样效果显著。我发现，这些疗法能够被成功地运用于轻微或中等程度的病例，并可以用作附加疗法，以帮助人们少吃一些药。

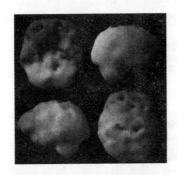 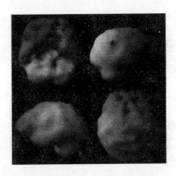

图 2-2　未经治疗的大脑图像　　图 2-3　经过双耳贴压丸治疗的大脑图像

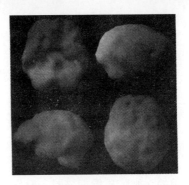

图 2-4　服用了药物的大脑图像

前额叶皮层小结
——在你的大脑中监督你的老板

Magnificent
Mind
at Any Age

前额叶皮层的功能

- 注意力集中
- 计划
- 控制冲动
- 条理性
- 计划、目标设定
- 判断
- 共情
- 情绪控制
- 洞察力
- 从错误中学习

低前额叶皮层活动水平产生的问题

- 注意周期短
- 缺乏清晰的目标和先见之明
- 容易冲动
- 没有条理
- 拖拉
- 不良判断
- 缺乏共情
- 不能仔细观察细节
- 缺乏洞察力
- 从错误中学习有困难，容易分神

与低前额叶皮层活动水平相联系的诊断病症

- 注意力缺陷多动障碍
- 脑损伤
- 精神分裂症
- 行为障碍

- 某些类型的抑郁
- 与不良判断相联系的痴呆症
- 反社会型人格障碍

平衡低水平前额叶皮层活动的方法

- 有组织的帮助、训练
- 关于目标设定与计划的练习

- 剧烈的有氧锻炼（增加血流）
- 含更高蛋白质的配餐

🎗 前扣带回

前扣带回（ACG）让你感觉到安宁、放松并且有弹性。它纵向穿过额叶的深层部位，是大脑的主要开关站。我把它看成是大脑的变速杆，它润滑人类的行为，使我们能够更灵活、更具适应性，并在需要改变时加以改变。大脑的这一部分使我们能够将注意力从一个观点转向另一个观点，并让我们在生活中做出选择。与前扣带回最为相关的一个词语是"认知灵活性"。当前扣带回的活动水平过高时（这通常是由于较低的 5- 羟色胺水平造成的），人们就不大能够转移他们的注意力。他们会变得固执，不具有认知灵活性，且过于专注、焦虑并具有对抗性。这些人也可能心怀怨恨并执着于过去受到的伤害。除了影响注意力的转移之外，前扣带回还影响合作。当前扣带回以一种有效的方式工作时，很容易转换到合作性的行为模式上。当它过于兴奋时，人们很难转移注意力，这样，他们可能会持不合作态度且很难打交道，并执着于他们自己的思维定式。

前扣带回小结
——大脑的变速杆

Magnificent
Mind
at Any Age

前扣带回的功能

- 认知灵活性
- 合作
- 从一个观点转到另一个观点
- 看到不同的选择
- 随机应变
- 看到错误

前扣带回过度活动产生的问题

- 沉溺于消极想法或消极行为
- 忧虑
- 心怀怨恨
- 强迫
- 不灵活
- 容易对抗 / 争论
- 当事情没有按照你的设想发展时，容易心烦意乱
- 当事物不在原来的地方时，容易心烦意乱
- 容易不假思索地说"不"
- 非常不喜欢改变
- 看到太多错误

与前扣带回过度活动相联系的诊断病症

● 强迫性障碍

● 进食障碍

● 某些类型的经前期紧张障碍

● 慢性疼痛（固着于疼痛）

● 创伤后应激障碍

● 对立违抗性障碍

● 坏脾气（按自己的方式行事的需要）

● 抽动秽语综合征

给前扣带回过度活动降温的方法

● 剧烈的有氧运动

● 分散注意力

● 关系咨询

● 较低蛋白质饮食或复合碳水化合物配餐

● 愤怒管理

深层边缘系统

深层边缘系统（DLS）位于大脑中心附近，形状如胡桃大小。大脑的这一部分帮助设定个人情绪基调。当深层边缘系统不那么兴奋时，人的心灵通常会处于一种积极的、更有希望的状态。当它热起来或过于兴奋时，人就会被消极性所主导。由于这一情绪底色，深层边缘系统提供了一个滤光器，你通过它来解读日常生活中的事件；而它根据心灵的情绪状态给事件贴标签或涂上颜色。深层边缘系统也影响动机和动力。它使你能够在早晨起床后投入工作，并一直鼓励你做完一天的事情。这一区域的过度兴奋与低水平的动机和动力有关，而这多见于抑郁症。深层边缘系统与人际联结和社会联系有密切的关系。这一建立联结的能力对于我们情绪的基调和质量起着重要的作用。深层边缘系统还直接加工嗅觉。由于你的嗅觉直接进入深层边缘系统，所以我们很容易明白，为什么嗅觉会对我们的感觉状态有这么大的影响力。

深层边缘系统出问题除了与低动机、低力比多[①]和低能量有关外，还与抑郁和消极状态有关。由于患者对事情的结果感到绝望，他们几乎没有意志力

[①]力比多（libido）：来源于拉丁文中的"欲望"一词，力比多能量作为一种原始的生命力量，为人格的其他部分提供能量。——编者注

去坚持完成任务。深层边缘系统的高活动水平可能是由于缺乏神经递质去甲肾上腺素、多巴胺或 5- 羟色胺造成的，通过补充剂或药物治疗来增加这些化学物质可能会有所助益。

深层边缘系统小结
——情绪和人际联结中心

Magnificent
Mind
at Any Age

深层边缘系统的功能

- 情绪控制
- 充满感情的记忆
- 调节动机
- 设定情绪性基调
- 人际联结
- 嗅觉
- 力比多

深层边缘系统过度活动产生的问题

- 抑郁、悲伤
- 专注于事物的消极面，易受刺激
- 低动机和低能量
- 消极、羞愧、负罪感
- 脱离社会 / 孤立
- 低自尊
- 低活力（力比多）
- 对通常有趣的事兴趣减少
- 感到没有价值或有无助感
- 感到不满意或乏味

与深层边缘系统过度活动相联系的诊断病症

- 抑郁
- 疼痛综合征
- 周期性情绪障碍

平衡高水平深层边缘系统活动的方法

- 增加有氧运动
- 用认知 - 行为策略来对付自动的消极想法
- 配餐均衡

🎖 基底神经节

基底神经节（BG）位于大脑中部区域，是围绕着深层边缘系统的最大组织。基底神经节的机能与整合情感、思想与动作有关。因为它的作用，当你兴奋时会跳，当你害怕时会呆住。基底神经节能够转换你的运动行为并使其流畅。当这一区域的活动水平较低时，人们会形成颤抖和各种与动作有关，比如书写、行走、跳跃等问题，得帕金森氏病时就是如此。在我的诊所中，我们已经注意到，基底神经节与设定身体的懒散或焦虑水平有关。当基底神经节过于兴奋时，人们容易产生焦虑和各种身体应激症状，如头痛、肠胃问题以及肌肉紧张。基底神经节的高活动水平还与冲突回避行为有关。任何能够想起的烦心事儿，比如与一位不认真工作的雇员对话都会让你焦虑，而基底神经节活动水平较高的人很容易回避问题，因为这使他们感到不舒服。基底神经节活动水平较高的人很难放松，在职场中，他们很容易加班。当基底神经节的活动水平低时，人们容易产生动机问题、注意力问题，并很难积极地向上推进他们的生活。另外，基底神经节与愉快和狂喜的感觉有关。可卡因就是在大脑的这一部分起作用。大脑的这一区域的高水平活动常常是由于缺乏神经递质 γ - 氨基丁酸（GABA）造成的，通过补充剂或药物治疗来增加这种物质会产生疗效。

基底神经节小结
——焦虑中心

Magnificent
Mind
at Any Age

基底神经节的功能

- 感情、思想和动作的整合
- 身体懒散（应激）水平的管理
- 使动作流畅
- 动机调节
- 愉快介质

因基底神经节过度活动而产生的问题

- 高焦虑水平
- 恐慌
- 过度警觉
- 肌肉紧张
- 冲突回避

- 过于害怕被别人评判
- 在焦虑情境中容易发呆
- 看起来害羞或胆怯
- 咬指甲或挠／抓皮肤
- 过度兴奋，不能停止工作

与基底神经节过度活动相联系的诊断病症

- 焦虑障碍
- 身体应激症状（头痛、胃痛）
- 工作狂
- 无安全感

给高基底神经节活动水平降温的办法

- 用认知疗法对消极想法加以镇压
- 放松训练
- 自信训练
- 催眠、冥想
- 放松音乐
- 限制咖啡因和酒精的摄入

🏵 颞叶

颞叶（TLS）位于太阳穴的下面、眼睛的后面。它使你能够理解语言（听力和阅读），理解社交线索，使你有短时记忆，并使记忆进入长时记忆区存储，它还能加工音乐和声音的语调以及能够确保情绪的稳定性。颞叶还能够使我们辨认出看到的物体并叫出看到的物体的名称。由于关系到物体和面孔的再认和命名，颞叶被称为大脑中"是什么"的通路。另外，颞叶（特别是右侧颞叶）与精神体验和洞察力有关。已经有实验表明，对右侧颞叶进行刺激，会增加宗教体验或精神体验，比如会令我们感觉到上帝的降临。

颞叶出问题会导致短时记忆和长时记忆问题，使人不能在对话中找到适当的词语，比如不能识别社会线索、情绪不稳定等，有时还会出现全神贯注于宗教或道德的体验以及缺乏敏感性。颞叶（特别是左侧颞叶）与脾气相联系。大脑这一部分的不正常活动（过高或过低）通常是由于缺乏神经递质 γ-氨基丁酸造成的，通过补充剂或药物治疗来增加这种物质一般会产生疗效。

颞叶小结
——记忆和情绪稳定性

Magnificent
Mind
at Any Age

颞叶的功能

● 理解和运用语言

● 记忆

● 词语提取

● 阅读

● 再认词语或物体

● 情绪稳定性

● 观察面部线索或社会线索

● 识别节奏

● 控制脾气

● 精神体验

颞叶问题

● 语言问题、阅读困难症

● 记忆问题

● 不能找到正确的词语

● 情绪不稳定

● 无缘无故（或因小事）感到焦虑

● 很难诊断的头痛或腹部疼痛

● 不能理解面部表情或社会线索

● 阴暗、邪恶、可怕或绝望的念头

● 对自己或他人的攻击性

● 学习问题

● 幻觉（阴影、视觉或听觉上的扭曲）

● 迷信宗教

与不正常的颞叶活动相关的问题

● 脑伤

● 焦虑

● 健忘症

● 虔信宗教

● 分裂

● 颞叶癫痫

● 伴有阴暗或自杀念头的严重抑郁

● 阅读困难症

平衡颞叶的方法

● 愤怒管理

● 配餐中增加蛋白质

🎗 小脑

　　小脑（CB）位于脑的后底部。尽管其体积只占整个大脑的 10%，但它却容纳了 50% 的大脑神经元。人们很早就知道，小脑与动作协调、姿势以及我们如何行走有关。近年来的研究还发现小脑还与加工速度有关，就像计算机上的钟表速度一样，这大概就是为什么它有那么多的神经元的原因吧。它还与思想协调或你做出认知性、情绪性调节的速度有关。小脑能使你快速做出身体上的调整，就像你在进行体育运动时那样，它还能使你在压力情境或新情境下调整情绪。当小脑出问题时，人们在身体协调方面就会出现很大的问题，也很容易犯糊涂。我们的研究已经发现，小脑活动水平低的人可能会有难看的笔迹（与协调有关）；他们很难保持一个有条理的工作区域；对光、噪声、触摸或衣物（比如标签）会很敏感；他们笨手笨脚，容易发生事故。一般来说，自闭症、注意力缺陷障碍以及学习障碍患者的小脑活动水平较低。

　　鉴于小脑是大脑的主要协调中心，参加诸如运动和音乐等协调性练习，是让它维持最佳工作状态的一些主要策略。目前，还不确定这部分脑区是否存在着神经递质缺乏，所以我们还不知道什么样的补充剂或药物是有助益的。

小脑小结
——协调和速度

Magnificent
Mind
at Any Age

小脑的功能

● 动作控制

● 管理姿势、步态

● 与前额叶皮层相联系的执行功能

● 调整认知整合的速度

低小脑活动水平的问题

● 协调问题

● 思考速度降低

● 语言速度降低

● 难看的笔迹

● 学习日常事务有困难

● 没有条理

● 对噪声或触碰敏感

- 笨手笨脚或容易发生事故
- 对光敏感

与不良的小脑活动相关的诊断病症

- 创伤
- 自闭、艾斯伯格综合征
- 协调问题

- 酗酒
- 某些类型的注意力缺陷多动障碍
- 感觉有整合问题

平衡低小脑活动水平的方法

- 防止脑外伤
- 玩杂耍

- 戒酒并避免接触其他有毒害的物质
- 协调练习，如跳舞或打乒乓球

了解你大脑的哪一部分需要帮助，是以最快、最有效率的方式优化大脑的捷径。你会发现，在每一个大脑区域下，都会有许多干预措施来帮助患者痊愈。优化大脑的途径有许多，包括配餐干预、体育锻炼、心智锻炼、目标明确的行为练习、补充剂以及药物治疗。某一种治疗方法未必适合所有的人。我提供了这些选择，就是想让你和有关的专业保健人士开始对话，以便你能对需要帮助的大脑系统采取适当的、目标明确的治疗。

14 个用脑坏习惯毁掉你的人生

坏习惯就像枷锁，平时很轻，轻得几乎让你感
受不到它的存在；但当你感觉到它的存在时，已重
得让人难以承受。

——沃伦·巴菲特

露西 50 多岁了，来自波士顿，是一位受人尊敬的科学家，同时也是企业家。她到我这儿看病时，刚刚卖掉了自己的公司。尽管从经济状况看她衣食无忧，但卖掉自己公司这件事给她带来了无尽的压力，并导致她失眠、焦虑，并且有越来越胖的趋势。她自己觉得，这种变胖的趋势只在她 20 多岁时出现过。作为病情评估的一部分，我们为其做了一系列的脑部扫描。就诊过程中，她的丈夫阿尼陪同，并且也接受了脑部扫描。作为对妻子的支持，他只是有些好奇。我观察了露西的脑部成像，情况如我所料，我向她提出了医疗建议。当我对她 56 岁的丈夫阿尼进行脑部扫描观察时，发现他的大脑好像已经有 80 岁了（见图 3-1）。于是我问他到底发生过什么事，让大脑受到如此严重的伤害。

"你每天喝多少酒？"

"不是很多。"

"'不是很多'是多少？"这些年我学会了运用这样一种追问
方式，以便能把问题问得更清楚一些。

"哦，一天大概喝三四杯吧！"

"每天都这样吗？"我问。

"是的，每天。但这从来都不是什么问题。我从没喝醉过，喝酒也从没惹过什么事儿。"阿尼的语气中带着焦虑。

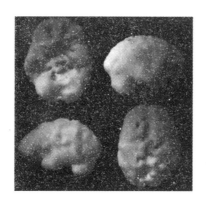

图 3-1　阿尼的脑部扫描图

听说自己的大脑情况如此糟糕，阿尼感到震惊。我们在谈话的时候，我可以看到他的"大脑妒羡"正在形成。当知道了自己的大脑情况之后，很显然，阿尼希望自己的大脑功能可以尽快恢复。我为他做出了非常具体的大脑康复计划，包括远离酒精、有规律的锻炼、多做心智锻炼以及摄入维生素、营养补充剂和鱼油等。4 个月后，他写信给我，说自己觉得自己的心智就像 20 多岁的小伙子一样。他的精力和记忆力都有了提高，比以前更机智且口齿更加清楚。他所从事的商务顾问工作也有所改善。他开始写一本跟自己的工作有关的书，那原本是他 5 年前就想做的事，但却从来没有时间和动力去做。

当人们看到一些坏习惯时，会问这样一个问题："如果我必须审视我每天所做的事情，那还有什么乐趣可言呢？"通常我的回答是，拥有一个健康的大脑，比拥有一个有缺陷的大脑要有趣得多。一个健康的大脑更富有思想、更活泼、更有洞察力、更浪漫、更有生产力，也更富有。如果你能保持良好的人际关系、从事有意义的工作以及把钱省下来有计划地花在有趣的活动上面，那么即使到了晚年你也能很好地思考问题，你会不会觉得这更有乐趣呢？或者，你认为在沙漠中驱车越野（很容易造成脑损伤）、经常酩酊大醉或被毒品麻醉、长期生气等这样更有乐趣？

Magnificent
Mind at
Any Age

对大脑造成不良影响的坏习惯测试（量表型）

下列各题，请在0到NA之间选择最符合自己实际情况的一项。

0＝从不　　1＝很少　　2＝偶尔　　3＝经常　　4＝频繁　　NA＝不适用

1. 我配餐不均衡且饮食不规律。

2. 我不锻炼。

3. 我会在驾车时不系安全带、醉酒驾车、从事高风险的体育活动等，从而将自己置身于使大脑易受伤的风险中。

4. 在家庭生活或工作中，我有日常压力或长期压力。

5. 我有消极、焦虑或愤怒的思想倾向。

6. 我夜间的睡眠时间很难达到6～7个小时。

7. 我吸烟或被动吸烟。

8. 我每天喝的咖啡、茶或深色苏打饮料超过两个标准杯（225毫升）。

9. 我食用阿斯巴甜或味精。

10. 我周围的环境污染很严重，比如空气中充满油漆味，美发店或美甲店释放出难闻的气味或杀虫剂的气味。

11. 我每天看电视的时间超过一小时。

12. 我每天玩电脑游戏或电子游戏的时间超过一小时。

13. 除工作时间以外，我每天花在电脑前的时间超过一小时。

14．我一星期喝酒超过三杯（225毫升啤酒、红酒或28毫升烈性酒）。

计分：

0~6　极好的大脑习惯。

7~12　情况很好，但还可以做得更好。

13~20　情况一般，你过早地使自己的大脑老化了。

>20　情况很差，需要给予高度关注。

适用于所有年龄段、能够对大脑造成影响的 14 个坏习惯

1．配餐不均衡

你吃的东西决定了你是一个什么样的人。你身上的所有细胞包括脑细胞在内，会每 5 个月更新一次。而有些细胞，例如构成你皮肤的细胞，每 30 天再生一次。健康而均衡的配餐能够提供营养和动力，促使大脑功能优化。你的饮食会大大影响你的感觉，当今我们很多人的饮食堪称一场灾难。你每天的饮食既能够对大脑有所帮助，也可能给大脑造成伤害。

你的饮食习惯是怎样的？是不是不吃早饭？早上是不是就抓两个炸面包圈就去上班，再喝一大杯加满了调味奶油和糖的咖啡？你是不是觉得自己用阿斯巴甜代替糖这样的做法很聪明，因为这样可以降低糖的摄取量？当你拿起一杯减肥苏打汽水喝的时候，是不是觉得你喝的不过是一杯甜甜的泛着气泡的水？你会不会让自己饿得太厉害，以至于午饭或晚饭的时候必须狼吞虎咽才行？你是不是经常在办公桌的抽屉里或家中橱柜中容易够得到的地方放上糖果？你是有计划地进餐还是饿的时候才想起吃饭的事儿？你是不是常吃大餐？你是不是在很晚的时候吃夜宵？

最有利于大脑健康的饮食包括：

- **大量的纯净水**。大脑中有80%的水。

- **很少的热量（卡路里）**。肥胖对大脑有害，因为脂肪会储存有毒物质，而且肥胖会使罹患阿尔茨海默病的风险成倍增加。

- **精益蛋白质**。如鱼肉、鸡肉、精猪肉、牛肉等，都有助于神经元的生成。

- **复合的、低血糖指数的碳水化合物**。包括全麦食品、水果和蔬菜。

- **健康脂肪**。鱼肉、鳄梨和生坚果都可以维护神经细胞的细胞膜和髓磷质。

- **饮食中含有大量的抗氧化剂，比如蓝莓**。我时常告诉自己的病人要吃"彩虹食品"（即多种颜色的食品，而不是"彩虹糖"）。

2. 缺乏锻炼

无论你处于哪个年龄阶段，懒得锻炼都是不利于大脑发展的，即使你把全部时间都用来做《纽约时报》上的填字游戏也不一定能健脑。大脑需要的是身体锻炼。不锻炼的话，大脑就会出问题。

锻炼会加快大脑中的血液流动，并向大脑输送氧气、葡萄糖及营养物质，同时带走有毒物质。任何使血液流动受限的东西都会导致氧合不足、血糖输送不畅和营养缺乏。如果大脑深层区域缺乏健康的血流，你的协调能力和处理复杂思维的能力就会出问题。

锻炼还会增加脑源性神经营养因子，这种化学物质有助于神经发育。如果死亡的细胞数量多于产生的细胞数量，人就会衰老。研究者对白鼠进行试验的结果显示，锻炼可以在前额叶皮层（负责判断和思考）及颞叶（负责记忆）处生成新的脑细胞，若无刺激，这些细胞将在存活4个星期之后死亡。如果你通过心理互动或社会互动对这些新生神经元予以刺激，它们就会和其他神经元相连接，从而增强学习能力。这就是为什么那些只在健身房里挥汗如雨的人不如那些在健身房尽情锻炼之后又钻进图书馆的人聪明的原因。对任何年龄段的人来说，锻炼都有助于大脑健康。不锻炼的话，我们会发胖，智力会下降，而且我们的生活肯定也不会更幸福。

跳舞是一种非常好的锻炼方式，尤其是学习新的舞步，但是如果你跳舞的时候喝了酒，就会完全毁掉这项运动所带来的益处。打乒乓球是另一种完美的大脑锻炼方式，它有利于小脑的发展，因为当你考虑球的旋转速度和方向时，必须使眼、手、脚在同一时间协调运动。我觉得乒乓球运动就像是一种有氧象棋，并且它导致大脑受伤害的可能性极小。研究人员对一组病人在打乒乓球之前和打乒乓球之后的情况进行了研究，结果发现，病人在打了 10分钟乒乓球后，其大脑中负责思考的前额叶皮层以及小脑的活动量增加了。所以我建议大家：多打乒乓球，少踢足球，少打拳击！

3. 置身于使大脑受伤的风险中

我在前文已经谈过这一问题，但有必要在这里重复一下。无论你处在什么年龄阶段，大脑受伤都会对生命造成灾难性的影响。我有一个病人，3 岁时从楼梯上摔下来，7 岁时从二层楼高的窗口跌落，人到中年时又从屋顶上摔了下来。还有些病人十三四岁时遭遇了严重的滑板事故，十八九岁时遭遇了滑雪事故，20 多岁时遭遇了赛车事故。我的一些老年病人经历了严重的摔伤。所有这些外伤都可能会损伤大脑，使你的能力和幸福受到影响。你的日常行为是增加了大脑损伤的风险呢，还是降低了风险呢？

● 你喜欢飙车或在驾车时编辑手机短信吗？

● 你用头顶足球吗？有结果可以证明，这样做会对颞叶前端造成损害，有可能会对记忆力、语言功能和情绪控制造成影响。

● 你玩接触式橄榄球吗？弗吉尼亚理工大学的一项研究结果显示，中学橄榄球队员每场比赛下来头部会被击中平均30次至50次，其力度有时相当于一场严重的车祸。

● 你在骑自行车、玩滑板、滑雪、坐雪橇或玩滑雪板时是不是没戴尺寸合适的头盔？尺寸合适的头盔比尺寸不合适的头盔会提供更多的保护。在儿童和青少年中，骑自行车是造成脑损伤的首要原因。

- 你是否喜欢赛车、越野、驾全地形车、玩喷气式滑水板或驾驶快艇？
- 你喝酒吗？喝酒会增加脑损伤的风险，因为你可能会因此从某处跌落、发生车祸或惹怒别人而挨一拳，以致伤及大脑。
- 你服用过那些吃了以后会让你站不稳脚跟或让你反应迟钝，从而加大脑损伤风险的药品或毒品吗？
- 你驾车的时候有没有不系安全带或一边打电话一边开车？
- 你玩拳击或其他能加大脑损伤风险的极限运动吗？

还有很多日常习惯会增加脑损伤的风险。记住，头盖骨是坚硬的，但你的大脑是柔软的。请尊重并保护你的大脑。

4. 长期处于应激状态

因家庭冲突、经济困难、健康问题或环境问题引发的长期或严重的心理应激对所有年龄群组都有影响。当应激持续不断时，就会对大脑造成伤害。在《神经心理内分泌学》（ *Psychoneuroendocrinolopy* ）杂志刊登的一系列研究中，研究人员观察了长期暴露于应激激素下，尤其是皮质醇对老年人、青年人和儿童脑功能的影响。

在第一项研究中，研究人员用 3~6 年的时间测量了一组老年人的皮质醇水平。结果表明，在记忆力测试中，皮质醇水平持续偏高的老年人记忆力明显不如中等水平或低水平皮质醇下的老年人。另外，长期暴露于高水平皮质醇下的老年人，其大脑中的海马区平均要小 14%，而这一区域正是负责记忆的颞叶所在的区域。

在对年轻人进行的测试中，研究人员发现，皮质醇短时间的、暂时性的增多会对他们的思考能力和记忆能力产生负面影响，但这些障碍只是暂时性的。

另一项针对不同社会经济阶层的儿童和青少年所做的研究发现，一般而言，社会经济阶层较低的儿童比其他儿童具有更高的应激激素水平。

将这几项研究综合起来，可以看出，对所有年龄阶段的人而言，长期应激都会对大脑功能产生不良影响。

皮质醇水平高不仅会使海马区萎缩，而且会扰乱参与食欲控制的几种激素，从而导致肥胖。而且日常应激会导致血压升高、搅乱睡眠模式、加强消极思维模式，所有这些都会对大脑功能造成损害。掌握一些消除压力的方法，如日常休闲、药物治疗、祈祷或锻炼，都会对大脑功能产生积极的影响。

5. 消极想法、长期忧虑或愤怒

思想是一种习惯。消极想法、忧虑或愤怒是一种因缺乏细致入微的"思想"的教育而产生的坏习惯。大多数人认为想法是自然产生的。没人教我们质疑或纠正在我们的头脑中恣意横行的那些消极言辞或意象。然而这些消极的想法通常是焦虑障碍、抑郁障碍、人际关系问题和工作问题的核心，对大脑功能会产生实际的、可测量的、消极的生物影响。

我们的大脑和身体对我们所产生的每一个想法都有反应。每个年龄阶段的人，包括儿童，其思想的品质既有可能有益于身心，也可能会给身心造成伤害。积极的、快乐的、充满希望的想法会释放出让你感觉良好的化学物质，而消极的、忧虑的或愤怒的想法会释放完全不同的化学物质，使你感到难过，并侵蚀大脑的功能。抑郁情绪通常因泛滥的、未经质疑的消极想法产生，它会使罹患阿尔茨海默病的风险加倍，并因自助用药对付不良感觉而增加物质滥用的风险，还会将其他人从身边推开，使自己陷入更加与世隔绝的孤独境地。

6. 睡眠不好

你是否晚睡早起？你会不会在床上辗转反侧，不停地看表，想知道什么时候天才亮？你是不是因为自己没办法不想事儿而变得烦躁？对于健康的大脑功能而言，睡眠至关重要。夜间睡眠少于 6 小时的人，其流向大脑中的血流就会减少，而这会导致白天很难清晰地思考。

在我们的社会中,睡眠问题很普遍。我们现在正处于失眠症的时疫之中。1900 年,美国人平均夜间睡眠时间为 9 小时;而 2008 年,美国人平均夜间睡眠时间只有 6 小时。我们的大脑结构并不适应在这么短的时间内睡眠时间缩短 33% 的这种改变。灯泡的发明很可能是导致这一变化的原因。

倒班工人、受时差困扰的人、作息时间不平衡的十几岁的青少年以及受到呼吸暂停综合征困扰的人,都有使其大脑功能减弱的风险。那些被剥夺了睡眠的人在记忆力测试和数学测试方面的分数较低,上学时的评分等级也较低,且出车祸的风险会大大增加。据美国国家高速公路安全管理中心统计,每年因困倦和疲劳导致的交通事故超过 10 万起。在撞车事故中,有超过一半是由年轻人驾车。睡眠剥夺还会导致抑郁和注意缺失紊乱。最近的研究发现,呼吸暂停综合征,如鼾声如雷、睡眠时屏气、白天感到疲倦又与阿尔茨海默病相关。

睡眠可以恢复大脑的活力。无睡眠的人会有精神疾患。我在位于莫哈韦沙漠欧文堡的社区心理卫生中心当主任时,就看到过有些士兵在连续三天被剥夺睡眠之后产生幻听并变得偏执。欧文堡是美国国家训练中心的所在地,士兵要参加战争。有时训练部队要一次连续数天模拟作战,睡觉的时间很少。在那些训练时间里,心理疾病发生率总是居高不下。

成人要尽量保证夜间睡眠时间达到 7~8 个小时,儿童和青少年所需的睡眠时间更长。养成良好的睡眠习惯,还要避免摄入过多的咖啡因或尼古丁。另外,不要用酒精协助入睡,因为酒精作用会逐渐消失,以致会让你出现反弹,在半夜醒过来。睡觉前别做运动,学习一些放松技巧,使你的思绪平静下来。

7. 吸烟

尼古丁会使大脑提前老化。香烟、雪茄、嚼烟、尼古丁贴片、尼古丁含片和尼古丁口香糖中都含有尼古丁,它会导致血管收缩,使流入人体重要器官的血流减少。

尼古丁使流入皮肤的血流减少,这会让吸烟者看上去比他们的实际年龄要老。尼古丁还导致流入大脑的血流减少，剥夺大脑所需的营养物质，最终导致大脑活动的全面下降。如果这种东西真的这么坏的话，人们为什么还要用它呢？因为从短期效果看，尼古丁和酒精及其他被滥用的药物一样，会让很多人觉得舒服。尼古丁会刺激几种大脑神经递质的释放，如乙酰胆碱，这些神经递质会加快反应时间，提升注意力。它还会刺激作用于大脑快感中枢的多巴胺以及对记忆和学习起作用的谷氨酸，要知道高水平的谷氨酸会引起细胞程序性死亡，而且会导致阿尔茨海默病。难怪人们会吸食尼古丁，而且想戒掉都很困难。但如果你想拥有一个健康的大脑，请尽量远离尼古丁。

被动吸烟对大脑会造成伤害，尤其是正处于成长阶段的大脑。怀孕期间吸烟的母亲，其生出的孩子更容易产生行为问题和学习问题。而且二手烟会增加患上哮喘、各种传染病和癌症的危险。吸烟是一个对大脑非常不好的习惯。

8. 摄入过多的咖啡因

咖啡、茶、深色苏打饮料、巧克力和兴奋剂中都含有咖啡因，它会使流入大脑和许多其他重要的身体器官的血流减少。每天摄入少量的咖啡因没有什么问题，但一天喝的咖啡如果超过两杯就有问题了。咖啡因对大脑有 4 点不利的影响。

- 首先，它会使大脑脱水，而任何使大脑脱水的东西都会导致我们在思维方面出问题。
- 其次，它会干扰睡眠。咖啡因会阻挡对人体下达睡眠指令的一种叫腺苷的化学物质，阻挡腺苷可以让人少睡觉。但正如我们所看到的那样，睡眠对健康的大脑功能而言至关重要。难怪那么多人都要在早上喝一杯咖啡，开始一天的工作。他们以此来应对睡眠剥夺症状。
- 再次，咖啡因使流入大脑的血流减少，并导致早衰。
- 最后，咖啡因容易使人上瘾。很多人在试图停用咖啡因时有很明显的戒断症状，如头疼和疲倦，因此最好少摄入咖啡因。

9. 阿斯巴甜或味精

很多人喝减肥苏打汽水都以升计，认为他们喝的不过是甜水罢了。我也曾喝过减肥汽水，但当我读到阿斯巴甜的负面影响时，我开始担心我的身体。我从30岁起手和膝盖就得了关节炎，但当我停止摄入阿斯巴甜后，关节就再没疼过。我有很多病人说在他们停止摄入人造甜味剂之后，感觉好多了。头疼消失了，思维更清晰了，关节疼痛有所缓解了，记忆力增强了，而且让人吃惊的是，有些人甚至还瘦了。我觉得这同样是由我们自身的基因构成所决定的。有些人食用人造甜味剂似乎没什么问题，而有些人则有不良反应。不过，最好还是少摄入为妙。

味精对很多人来讲也是一个威胁健康的因素。我曾按照病人的要求对食用味精后的大脑进行了扫描。食用味精后的大脑扫描结果显示左颞叶有明显的缺陷，这种缺陷通常与暴力和愤怒相关。我告诉病人，他有两种选择：远离味精或接受药物治疗对颞叶进行保护。让我吃惊的是，他选择接受药物治疗，以防万一。问及原因时，他说如果他再发脾气的话，妻子就会离开他，而且人们永远也不知道什么食品中含有味精。如果可能的话，请控制味精的摄入。

10. 身处有毒的环境中

大多数人都不愿认为自己中了毒或在日常生活中自己给自己下了毒，但令人恐惧的事情是，这种事情有可能发生。在没有适当通风的情况下刷油漆、过于频繁地光顾美甲店或美发店、给汽车加油时吸入烟气、使用杀虫剂，甚至重新装修房屋，都会使大脑受到损害。了解大脑毒素的来源有助于你远离它们。

吸入油漆味的气体或其他溶剂性的气味，比如美发或美甲产品，都会对大脑产生一定的毒害，所以接触时需要谨慎。据我观察，室内油漆工是遭受大脑损害水平最高的一个群体。我曾经给一位著名的电影导演做过病情评估，他的大脑扫描图呈现中毒症状。通过询问，我们清楚地了解到在他工作的很多环境中，周围的空气都含有浓度很高的有毒气体。适当通风是助其痊愈的关键措施之一。他告诉我，油漆工是他在工作中见过的最为疯狂的人群。他说，这些人在布景地会因为微不足道的原因或毫无理由地打起来，而且他们最不值得信赖。他说："哪怕是女油漆工也表现得很疯狂。"如果他们暴露于会对大脑功能造成损害的化学物质下，就难怪会表现出这样的行为。最近的一项调查表明，美发师罹患阿尔茨海默病的风险要比一般人高。你光顾美发店或美甲店时，通常会闻到他们身上散发着难闻的气味。如果你想美发或美甲，最好去通风设施良好的店面。

11. 过度看电视

无论你处于哪个年龄阶段，过度看电视、过度玩电子游戏或过度使用电脑都对大脑不利。我们的大脑是怎么发展或进化而来的？大脑的发展和进化并不是为了适应那些飞速发展的技术，而这些技术却在影响着我们现在的生活。

一篇医学报道认为，那些指望通过幼教视频，如《聪明宝宝》（Brainy Baby）和《小小爱因斯坦》（Baby Einstein）等来给自己的孩子创造优势的父母，实际上阻碍了孩子的发展。父母花在这些视频上的钱有上千万美元之多。"不幸的是，这些钱都打了水漂儿"。一项研究发现，在 8~16 个月的婴儿中，那些每天看一小时视频的婴儿认识的字比其他婴儿平均要少 6~8 个。这些婴儿中有 32% 看过那些视频，而其中有 17% 的婴儿每天看那些视频的时间超过一小时。美国儿科学会建议，**不要让 24 个月以下的孩子看任何电视节目。**

另一项研究报道认为，孩子在一天中每看一小时电视，其患注意力缺陷多动障碍的概率就增加 10%。就是说，如果一个孩子每天看 5 个小时的电视，其患注意力缺陷多动障碍的概率就是 50%。

其他研究还发现，儿童时期看电视的时间增加，其大脑出现问题的风险和成年人就会一样高。供职于新西兰达尼丁预防和社会医学部的汉克斯博士和他的同事们对近 1 000 名 1972—1973 年出生的儿童进行了评估，并定期对其进行观察，直至这些儿童到 26 岁。他们发现身体质量指数偏高、体能偏低、吸烟加剧和血清胆固醇水平升高（所有这些都会影响大脑健康）之间显著相关。所有这些都是诸如中风或阿尔茨海默病等大脑疾病的致病因素。而在另一项研究中，一天看两三个小时电视的成年人罹患阿尔茨海默病的风险明显增高。一般来说，看电视是一种"没脑子"的行为，能少看就少看。

12. 过度玩电子游戏

作为 4 个孩子的父亲和一名儿童精神病学家，我在过去 20 年的时间里对电子游戏有很多思考。首先我觉得电子游戏很好玩儿。但在那之后不久，我开始担忧起来。使用以观察血流和活动模式的脑成像技术对玩电子游戏者进行研究发现，电子游戏能够作用于大脑的快感中枢之一的基底神经节。实际上，当研究人员给一个人的体内注入可卡因时，其大脑中被激活的也是这个区域。通过对自己的病人，包括自己的一个孩子进行观察，我发现他们总是容易沉迷于游戏，玩的时间过长，以至于学业、工作业绩和社交时间都大大减少，其作用有点儿像毒品。一些儿童和成人的确沉迷于此。

也有科学文献表明，对电子游戏敏感的人群玩电子游戏会增加其癫痫发作的频率。也许你还记得 1997 年 12 月 16 日发生的癫痫发作恐慌事件：当日本卡通片《宠物小精灵》（Pokeman）播出时展示了一场发出红、白、黄强光的大爆炸，致使 730 名日本儿童因首次癫痫发作而入院。这种现象被称为"光敏性癫痫"（光线引起的癫痫）。我常常认为电子游戏会在易感儿童和成人中引发亚临床癫痫，并导致行为或学习问题。

密苏里大学针对暴力电子游戏对攻击行为的影响做了两项研究。在所有电子游戏中，暴力电子游戏占有相当的比重。一项研究发现，模拟真实场景的暴力游戏与攻击行为或少年犯罪存在正相关关系。电子游戏玩得越多，麻烦似乎也越大。学习成绩会随着玩电子游戏时间的增加而退步。

在第二项研究中，在实验室条件下使被试暴露于图像性暴力电子游戏中，研究发现，这会增强被试的攻击性想法和行为。这两项研究的结果表明，接触暴力电子游戏会增强攻击行为，这种增强不仅有短期效果（如实验室攻击行为），还有长期效果（如少年犯罪）。综合回顾其他研究都反复证明了一点，即接触暴力性的电子游戏与攻击行为、攻击性想法、攻击性感受的增强和心血管偾张有明显联系，会导致助人行为的减少，这些都不利于大脑健康。

13. 过度使用电脑或手机

电脑、电子邮件、互联网、即时信息和手机占据了我们的生活，可带来的却并非都是好的影响。有些人，比如我本人，一天处理 100 封电子邮件很正常。有些十几岁的孩子能同时给 15 个人发短信交流。最近进行的研究发现，电子邮件、短信和语音信息的不断干扰对智商和注意力集中造成的威胁比吸食大麻还要大。

在对 1 100 人进行的实验中发现，困倦、疲惫和注意力持续下降已到了"令人震惊"的地步，同时实验结果还表明，电子邮件尤其会使人产生类似于吸食毒品般上瘾的感觉。当被试每收到一封电子邮件时，他们对于邮件中提出的新问题或新难题的解决思路都很凌乱。生产力受损，但受损的不仅仅是生产力，对于那些禁不住在新信息和手头工作之间不停转换注意力的员工来说，损失也一样大。他们白天忙乱，夜里难眠。

伦敦大学国王学院的心理学家格伦·威尔逊（Glenn Wilson）曾经为 TNS 市场调查公司进行了 80 项临床试验。经常面对电脑的被试智商下降的平均值在 10 个点，而吸食大麻的被试智商下降的平均值为 4 个点。调查发现，最大的损害在于被试在处理电子邮件的时候，几乎没有任何约束。威尔森博士和其同事发现被试会强迫自己对每一个新信息予以回复，致使注意力的指向经常发生变化，不可避免地使大脑陷入疲劳，变得迟钝。

频繁检查电子邮件、即时短信、语音邮件和互联网会给人带来压力，但同时又让人上瘾，因为人们总在期盼下一封能带来好消息的电子邮件、即时短信或语音信息，就像期待 21 点纸牌游戏中的又一个 21 点一样。对好消息的期待驱使我们频繁检查某些信息。同时它也会分散我们对眼前的人或手头上的事情的注意力。对这些信息进行检查是保持与外界联系的一个重要方法，但最好每天花固定的时间来处理这些事情，而在其他时间忘掉它们。

14. 过度饮酒

跟流行的信念正相反，红酒并非健康食品，除非饮用的量很少。作为一名负责脑成像扫描的医生，我的经历告诉我，酒精会直接损害大脑功能。一周喝三杯以上酒精饮料的人，其脑成像扫描图会显示出其大脑的中毒状态。酒精会使流入大脑的总血流量减少，脑部活动下降，这就是为什么酒精会平息焦虑，使人不再感觉压抑；但从长远看，它会对人的记忆力和判断力产生负面影响。

酒精是把双刃剑，就看摄入的量有多少了。大量摄入酒精，即一天喝至少4杯红酒或酒精含量相等的烈性酒，罹患痴呆症的风险就会增加；但少量的酒精，即一周或一个月（而非每天）饮用一杯红酒，罹患痴呆症的风险反而会减小。患病风险减小似乎是因为：酒精和胆固醇相互竞争，而有时酒精会胜出。少量的酒精和健康的胆固醇相竞争，实际上会将有害的胆固醇清除掉。人在少量饮酒时，脂蛋白无法进入细胞膜，而只能返回到血流中，由此降低了低密度脂蛋白和其他有害胆固醇的水平。这样就会降低人体罹患心脏病、动脉粥样硬化和中风的风险，而所有这些疾病都会导致痴呆症的发生。另外，约翰霍普金斯大学的研究人员发现，即使中量饮酒（一周14杯）也会导致脑萎缩。对大脑而言，体积也很重要！我的建议是，对超过25岁的人来说，少量饮酒是可以的，但别过量。为什么要等到25岁才能喝酒呢？如前所述，大脑尤其是前额叶皮层要等到25岁才能发育完全。为什么在它还没有发育完全之前就开始毒害它呢？

也许你会觉得奇怪，我为什么会将酒精看作影响所有年龄段人群的潜在问题。如果父母存在这方面的问题，肯定会对整个家庭造成影响，包括孩子。经常饮酒的父母往往对孩子的关注较少，也较少能看到他们的需求。

儿童用脑的坏习惯

儿童用脑的坏习惯包括前述的所有内容，而且还不止于此。当你屈从于孩子提出的不健康饮食的要求而"放弃自己主张，企图友好相处"时，你就永久性地造成了一场酝酿中的灾难。不利于大脑健康的食品会促发不良行为，从而使父母更难提供健康饮食。正如我的朋友、营养学家维京（J. J. Virgin）博士所说："接触产生偏好。你给孩子吃什么，他们这一辈子就会吃什么。"

在英国南安普敦大学心理学系所做的一项研究中，研究人员证实了很多人曾经怀疑过的一点，即食品染料和食品添加剂对儿童的大脑不利。

研究以每星期为一个周期，在连续三个周期中，随机分配的 30 名 3~9 岁的儿童每天喝三杯水果饮料中的一杯。这三杯水果饮料中，第一杯含有典型的英国儿童饮食中含有的等量的食品染料和苯甲酸钠，第二杯饮料中含有的食品添加剂浓度较低，而第三杯则完全不含食品添加剂。所有受试的儿童在一个星期内喝这三种看起来相似、味道也相似的混合饮料的一种。在每一个为期一周的试验阶段中，老师和家长对被试诸如心神不宁、注意力不集中、烦躁不安、说话过多或频繁打扰别人等项目进行评估。研究人员发现，喝过含有添加剂饮料的儿童在一小时内明显更爱动。**请让孩子远离食品染料和食品添加剂，仔细阅读食品标签！**

总的来说，我在过去的 25 年中发现了另一种让人感到烦恼的趋势，这就是父母越来越屈从于孩子的不良行为。如果一个孩子习惯于用抱怨或哭闹的方式达到自己的目的，而父母屈从这一行为，那他们就教会了孩子的大脑抱怨或哭闹，并使孩子在今后容易出现心境和情绪问题。谈及父母对子女的有效教养，我最欣赏的两个词是"严格"和"慈爱"。孩子需要爱、关心和温情，但同样需要纪律和规则，以使大脑得到健康的发展。

另一种使孩子养成不好的大脑习惯的方法就是允许孩子与父母无休无止地争论。如果你允许孩子长期反对你或与你争论，你实际上就是在纵容他们

的大脑缺少灵活性。如果大脑中被称作前扣带回的区域因缺乏神经递质5-
羟色胺而工作强度过大的话，人就会陷入消极或反抗的思想行为中而不能自
拔。研究表明，行为疗法可以帮助平息大脑的这部分区域。停止争论行为实
际上可以让大脑更好地工作。最好的办法之一就是直接处理这种行为。我有
个5岁的孩子，他的房间里挂着一块牌子，上面写着7条家庭守则，其中一
条就是"别跟父母争论。作为父母，我们愿意倾听你的意见，但意见重复两
次以上，就变成了争论"。这么做的目的是期望不争论，鼓励合作。

对孩子的另一个担心是，他们总是一遍又一遍地看同一部电影。孩子一
旦看完一部电影，接下来会发生什么就几乎没什么悬念了。他们不再动脑子
去想，因此重复看电影实际上是一种"没脑子"的行为。

从来不给孩子读书是大脑的一种坏习惯。孩子需要新的知识以使大脑得
以扩张，而且他们在丰富的环境中会学得更好。父母和看护者越是积极地鼓
励孩子阅读和接受教育，孩子越能视学习为终身财富。终身学习新知识被视
作预防阿尔茨海默病的一项主要措施。

儿童的头脑中经常会充斥那些他们从未学过如何应付的消极或恐惧想
法。儿童需要教育，以纠正头脑中产生的那些不良想法。我曾经给三年级的
学生上过一堂课，名字叫"如何思考"。当我看到有那么多扭曲的、消极的、
伤害性的、可怕的想法使孩子们感到恐惧和抑郁时，我十分震惊。他们长到
8岁时就能够理解和纠正消极思维模式。消极想法是非常不好的大脑思考习
惯，越早纠正越好。通过向孩子传授有关"蚂蚁"（自动的消极想法的英文
首字母缩写为"ANT"，即蚂蚁）和"食蚁兽"（自动的消极想法必杀技）方
面的知识，可以较容易地做到这一点，本书第12章将详细讨论这一问题。

青少年用脑的坏习惯

一般的青少年用脑有很多坏习惯。比如，他们电视看得过多，玩电脑游
戏的时间过长，经常在电脑前坐到凌晨，给别人发短信进而变得分心，参与
高风险的体育运动，常出现睡眠剥夺的症状，遭遇机动车事故，配餐极差等。

难怪自杀会成为这一年龄段的第二大死因。在关爱青少年的大脑方面，我们必须做得更好。我觉得很多父母和学校管理人员过早地放弃了对这一年龄群体进行监督的责任，或者因为不能给他们以实际影响而令他们感到无助。在我看来，对青少年的指导缺失是一种非常坏的大脑习惯。

当父母们知道孩子在什么地方、和谁在一起、在做些什么时，他们就会努力做到最好。当孩子们知道父母在对他们进行检查时，也会努力将事情做到最好。你需要成为孩子的前额叶皮层（大脑中负责监督、判断和情绪控制的区域），直到他们能适当地监控自己为止。前额叶皮层直至我们长到 25 岁时才会发育完全，所以即使对年轻人进行监督也是应该的。

除上述所列的用脑的坏习惯（配餐、头部受伤、缺乏睡眠、过度摄入咖啡因等）外，还需要加上饮酒和吸毒，这两点对于发育中的大脑而言负面影响很大。我曾经对美国的青少年喝了那么多酒、吸食了大量的毒品感到不可思议。过量的酒精和毒品会阻碍大脑发育。如果一个人在青春期适量或超量饮酒，当他今后戒酒时，比如在 25 岁左右开始戒酒，他通常会处在和开始饮酒时相同的情感水平上。

很多青少年还觉得自己不可战胜。那些冒险行为，比如在雨天开快车、从岩石上跳入海中、随着音乐节奏不停地摇头等，他们都觉得不过是很有趣的活动而已，直到有可怕的事情发生。

对于少女，一种不好的习惯就是专注于过度倾诉。和朋友谈论青春期阶段的得意与失意是件好事，但最近的研究结果表明，当少女一遍又一遍地谈论同一个问题，例如家庭或男友方面的问题时，实际上会让她们感觉更糟糕。

那些经常和吸毒、打架或参与其他危险活动的少年或与不良青年混在一起的少年，其大脑受到损害的风险也会较高，从而丧失了能够使其成功的机会。你经常和谁在一起，这个问题很重要，因为通常我们会渐渐变得和自己生命中很重要的人非常相似。

年轻人用脑的坏习惯

当我们离开家，远离父母的监督，上大学或开始自己的新生活时，用脑的坏习惯会有突然爆发的倾向。我们可能会加大吸毒或饮酒的量，减少睡眠或缺乏合理的饮食，而且还要做那些以前有人为我们做的事情，如付账单、采购杂货和计划假期，并承担由此带来的压力。

这一年龄段特有的一种压力是力图凭自己的能力取得成功，这样做会增加以前从未有过的压力和负担。对金钱的焦虑也是这个年龄段的人的普遍现象。学会怎样与他人发展亲密关系也是个挑战，因为你的大脑已经开始在深层次上与其他人的大脑产生互动。孩子会第一次进入你的生命，以我个人经验来说，孩子的出现使我的责任感和压力大大增加。我不再过于关注自己的乐趣和幸福，因为有另一个小生命需要我照顾。

中年人用脑的坏习惯

中年是压力和用脑的坏习惯的滋生期。我曾经历过那个阶段，这是经验之谈。通常，我们工作得太过努力，有孩子和父母需要照管，睡眠困难，早上醒来时觉得疲倦，早上起来先喝两杯咖啡，晚上睡前喝一杯红酒（错误地认为红酒是健康饮品），担心工作、财务状况和自己十几岁的孩子以及一大堆其他问题。我们关照着整个世界，处理着各种事情，却很少因此而受到尊重。

除此之外，如果再加上频繁地做头发或美甲（接触有毒化学物质可以增加罹患阿尔茨海默病和膀胱癌的风险）、夜间服用安眠药、性生活不和谐（性生活频率与健康长寿相关）、婚姻关系疏远或紧张、缺乏锻炼、体重增加过多，并且过于关注我们的失败等因素，那么我能给你开出的处方就是选择抗焦虑药物和遗忘。难怪我们会开始显老。

老年人用脑的坏习惯

到了这一人生阶段，人们已经积累了上述坏习惯中的许多或绝大部分。我曾经有过一个 84 岁的病人，她的女儿给她买了一个扑克牌电子游戏机。她真的是非常享受这种游戏，每天玩游戏的时间超过 4 个小时。她的家人发现她开始睡不着觉，并且变得更加焦虑且容易被激惹。当她戒掉了这种游戏之后，她又回到了原来那种普通的幸福生活，她睡得香，日子过得很惬意。

缺乏锻炼到这个年龄段会达到顶峰，因为身体开始这儿疼那儿痛。每天服用鱼油会显著地帮助关节变得更加柔软而且减少关节疼痛。这一阶段看电视的时间可能比以往任何人生阶段都要多，这不是一件好事情，因为那些每天看电视时间较长的人患阿尔茨海默病的可能性也是最高的。

对老年人来说，容易沉溺于对往事的追悔之中是一个很常见的特征，但这对心境和健康来说都不是一件好事情。不去学习新知识会让大脑产生倦怠。为了让大脑终身保持年轻，一定要改变这种状态。由于越来越多的朋友和兄弟姐妹离开人世，社会孤独感也会变得很常见。参加社会活动对大脑健康来说是很重要的。

我曾经治疗过许多老年病人，他们都培养了一些新的爱好。这对他们来说是很有益处的。但如果有人喜欢在通风不良的环境下涂油漆或绘画则例外。老年人的大脑可能很容易受到有毒物质的伤害。

配餐不合理是很常见的，因为很多老年人独自生活，而一个人做饭是没什么意思的。另外，因为他们可能得不到足够的流体或因为服用利尿剂来降低血压，所以脱水的症状也很常见。许多老年人同时看好几个医生，每天要服用多种药物，而没有一个私人医生来检查病人所服用的所有药物。我曾经见到过有人因为多种药物治疗而导致脑功能严重受损。

一旦你学会了如何热爱你的大脑，并且消除那些会毁掉你成功机会的、不良的用脑习惯，你就已经准备好了使你的大脑发挥其最大潜力，以实现你的人生梦想。

Magnificent
Mind at
Any ge

第二部分

杰出心智制造工厂

Treat Anxiety, Depression,
Memory Problems, ADD,
and Insomnia

Magnificent Mind at Any Age

激情是怎样产生的

空荡荡的房间，门窗紧闭，阴冷潮湿。没有激情我们就会真正地死去。

——乔什·温顿（Josh Whedon），美国编剧和制片人

激情燃烧的生活是成功的灵魂，也是杰出心智的标志。没有激情，几乎不会做成什么有意义的事情。激情启动大脑深处的化学反应，给驱动我们情绪的引擎点火。当我们有激情时，我们能感觉到，因为它驱动我们去爱、去关心、去渴望、去需要、去恳求、去面对现实、去克服困难，并且去创造。激情是推动我们生活的力量，它可以是爱，也可以是恨；可以是唯利是图，也可以是慷慨赠予；可以是宽宏大量，也可以是斤斤计较。你正努力成为一名国会候选人或一名受人尊敬的园丁吗？是激情为你提供了动力。激情使我们每周工作100小时来建立一个企业，激情使我们在30多岁时还不断学习以成为一名外科医生。激情使有些人每周旅行数百甚至上千公里，以投入到爱人的怀抱，也使有些人在夏威夷接受残酷的铁人三项运动的训练。激情给生活赋予了意义，也使我们的生活有了目标。杰出的心智要求有方向的激情。这种激情存在于使孩子们健康成长的过程中，存在于营造幸福婚姻的过程中，存在于干出一番事业的过程中，也存在于把一项业余爱好玩得技高一筹的过程中。

在韦伯斯特词典中，激情的第一个定义就是去承受苦难。你是不是热爱

着你所做之事以至于你愿意为它承受苦难？如果是这样，你就是有激情的。

真正的激情源于何处？它存在于大脑、心智、社会还是精神中？抑或是所有这些因素的结合？有些人为什么会有激情去挑战他们生活中的规范，而那些没有激情的人却陷于乏味而平庸的常规之中，让别人来指导自己的生活？为什么激情常常会失控并毁掉人们的生活？帕金森氏病、注意力缺陷多动障碍以及各种沉溺和嗜好有没有告诉我们与激情有关的任何事？在大脑中有没有什么促进人生激情的秘密机制？在本章中，我们将对这些问题进行探索，并帮助你形成有助于展现杰出心智的激情。

有激情的心灵

有激情的心灵经常受到诸如重大过往生活事件的影响，举例如下：

- 有一位喜欢读书给你听的母亲，这样你就形成了对书的激情。
- 小时候家境贫寒，如此害怕贫穷以至于你形成了一种对安全感和金钱的激情。
- 有很多人注意你的体形，于是你形成了一种锻炼身体的激情（然而当这种激情用错了地方的时候，有可能形成进食失调）。
- 由于父亲或母亲患有阿尔茨海默病，于是你形成了一种激情，要防止自己或所爱之人患上这种疾病。
- 遇到了一位伙伴，他使你不知不觉地想起了你所爱的父亲或母亲，于是你对这段关系产生了一种激情。
- 一个子女死于癌症，于是你有了强大的动力，要为癌症研究筹款。

我们今天的激情和内驱力以多种不同方式受到过往经历的影响，从我们与父母、老师以及一起长大的朋友的关系，到我们所从事的体育运动或我们热衷的业余爱好，到我们早期的性启蒙，再到我们最害怕的事和最喜欢的事。在我们的人格开始形成的那些年，那些使我们开启或封闭自己的因素渗透到我们的生活中，并持续影响着我们的生活。重大的情绪事件留下了深刻的记忆痕迹，而这些痕迹改变着大脑。如果足够强大，这些痕迹可能仍然在影响着我们的思想和情感。

以下就是我的一位病人的描述，他的故事告诉我们生活经验是如何驱动激情的。罗杰是一位成功的商人，在他的帮助下，一家非营利性机构得以成立。该机构为那些不能负担脑部扫描的人，特别是注意力缺陷多动障碍患者提供资助，使他们能够接受评估及治疗。罗杰和他所筹建的机构"康复援助基金"已经改变了数百人的生活。

对我来说，帮助那些患有注意力缺陷多动障碍的人是一种激情。这种激情来源于我的生活经验、价值观，以及对那些虽然能接受近在咫尺的帮助，却不能免受苦难的人们的同情。这一切始于我患有多动症的儿子，他在一年级时被诊断患有注意力缺陷多动障碍，并服用药物开始治疗。这对帮助他的注意力集中和控制冲动的问题来说，无疑是天赐良药。我们当时相信，随着年龄的增长，等他长到10多岁时，他会逐渐摆脱这一问题，于是那时也就停止了他的药物治疗。

我们吃惊地发现，我的儿子不但仍然患有注意力缺陷多动障碍，而且我们家的其他人，包括我在内，都被这一问题所困扰。通过适当的治疗，多年来一直困扰着我的注意力缺乏、喜怒无常、打断他人讲话的习惯以及溢于言表的愤怒情绪等都有了立竿见影的改善。整个家庭都开始理解这些问题对我们的个人生活和人际关系造成了多么大的损害。

通过适当的咨询和治疗，我们开始正常地生活并感到就像"正常"人一样。理解了困扰我们的是一种真正的生理疾病，而不是一种品格上的缺陷，我们获得了全新的价值感。治疗的全部效果就是人生的改变！

从默默承受到发现解决问题的方法，我成了一名热心的福音传播者，我想方设法为那些需要帮助的人提供帮助。盖能、林达·布朗森和我发起了康复援助基金。这一基金现在已经改变了数百人的生活。

一方面，激情也是发生在你所在的当下时刻、当前社会情境或群体的背景之下的。比如，如果你坠入了爱河，那么生活中的很多事情都要围绕着你的这一新关系展开。我们知道，刚刚建立的恋爱关系就像可卡因一样容易让人上瘾。另一方面，如果你刚与你的另一半分手，你的激情大概与继续自己的生活、网上约会有关；或者如果你运气不好，你的激情大概与对你前夫的仇恨有关，虽然你知道他不再爱你，但你仍然想要与他重归于好。如果你有了子女，你的激情也许会围绕着他们的活动或围绕着如何帮助他们接受良好的教育展开。退休之后，你也许会对旅游产生激情。如果你患上了一种疾病，你的激情也许会专注于如何战胜病魔。激情不仅受到我们过去生活的影响，而且受到我们当下所面对的人和事的影响，还受到我们目前的社交关系、焦虑以及情绪性健康问题的影响。

激情的大脑

最终，激情是在大脑中被感觉到，被认知加工，被控制。我们的大脑神经回路就是为激情而设计的。有一些神经回路，一旦被激活以后，就会让我们离开沙发，为了我们的心理、社会和精神目标而奋斗。大脑中有 4 个系统共同工作，这形成了大脑中的激情和动机回路。其中的 3 个系统我们先前已经讨论过了：

- **前额叶皮层**：有助于判断、冲动控制，并对我们的激情加以监督和控制。
- **深层边缘系统**：与情绪、情绪性状态和情绪性记忆有关。
- **基底神经节**：对情感和动作加以整合，也涉及内驱力和快乐。
- **腹侧被盖区**：产生神经递质多巴胺，与显著性或去做某件事情有多重要相关。当某件事情非常显著时，我们必须去做这件事。

多巴胺是被激情和爱所激活的一种物质。它和可卡因一样，作用于大脑的同一区域，即基底神经节。人类学家海伦·费希尔（Helen Fisher）博士的一项研究证明，多巴胺与刚刚建立的浪漫关系相联系。她的研究团队招募了40 名初堕爱河的被试，20 名仍然与对方相爱，而另一半刚刚与对方分手。她把这些人放进了磁共振成像设备，一起放进去的还有他们心上人的一张照片，还有一张他们所认识的一个人的照片。每一名被试注视心上人的照片 30 秒，然后是一个分心任务，在分心任务之后，再注视相识之人的照片 30 秒。如此反复达 12 分钟，结果展现的就是一幅充满激情的大脑画面。腹侧被盖区右侧的活动增加，就是多巴胺细胞从大脑的这一区域，投入到大脑的其他区域，包括基底神经节（大脑中负责奖励和动机的系统）和深层边缘系统（涉及情绪）。当然，引起这一切发生的是心上人的照片而不是相识之人的照片。

在一个健康的大脑中，一个健全的前额叶皮层会提供良好的情绪控制，但也需要来自深层边缘系统的充足情绪、内驱力和显著性，以便事情能够完成。图 4-1 显示了一个健康的激情回路。健康的多巴胺水平能够驱动激情，特别是当前额叶皮层活动正常的情况下尤其如此。前额叶皮层就像缰绳一样束缚着你，以免你失去控制。低水平的多巴胺与特定的动机丧失问题，比如帕金森氏病相联系，或者会引起"乖僻灵感"（erratic inspiration），就像注意力缺陷多动障碍患者那样。当激情回路占据控制地位时，就会发生沉溺。当我们探求大脑在激情中所起的作用以及如何调节它的时候，这些条件是具有指导性意义的。

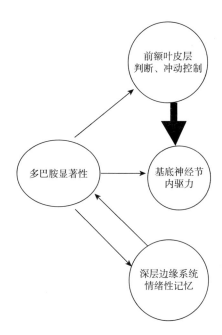

图4-1　健康的激情回路

🎖 偷窃激情的贼：帕金森氏病

19 世纪早期，英国医生詹姆士·帕金森第一次对这种疾病做出了描述。帕金森氏病是一种慢性的渐进性疾病。这种疾病与基底神经节上特定区域产生多巴胺的细胞坏死有关，这一区域被称为黑质。最初，帕金森氏病是一种动作障碍，其特点为静止性震颤、肌肉强直、运动迟缓、保持平衡有困难以及步态蹒跚。随着病情的发展，患者面部开始不能表达情绪，通常会变得抑郁而没有活力。

几年前，我接到过一个童年时代的朋友打来的电话。他的父亲卡尔被诊断为患有帕金森氏病，疾病使他的人格发生着一些变化。整个家庭都非常关心他。在他退休之前，卡尔一直都多才多艺、积极活跃、爱说话、为人和善；而现在他只想待在家里。他整天看电视，还要让他的妻子一直在旁边服侍。他特别喜欢恐怖电影以及杰瑞·斯普林格（Jerry Springer）和费尔医生（Dr. Phil）的节目，这让他的家人感到震惊。当我向他问起这些节目的一些情况时，他没有表情的脸上有了生机，他的眼睛亮了起来，他的笑容也变得开朗。他喜欢那些打斗和戏剧性的表演，这些东西能使他兴奋起来。这些东西让他感到自己还活着。在他的家人看来，帕金森氏病使这位友善、细心、才华横溢的人变成了一个完全陌生的人。他以前从来不会去看那些节目。现在，他乐不可支地看人们扔椅子，津津有味地看那些互相发生乱伦关系的兄弟姐妹的故事，有滋有味地看费尔医生如何训斥人们没有选择正确的行为。

与多巴胺有关的故事还有不少。造化弄人，几种通过增加大脑中的多巴胺来治疗帕金森氏病的药物，由于过度增加了快乐和奖赏的感觉，使患者发生了婚外性行为或开始了不能自控的赌博行为，因而受到人们的攻击。马克斯·韦尔斯博士在法庭上指控称，他服用的药物使他赌博成瘾，他因此而成为拉斯维加斯娱乐场所的习惯性豪赌客，到 2005 年下半年，他已经在那里输掉了 700 万美元。到 2006 年 1 月，他又输掉了 700 万美元。韦尔斯博士一开始服用药物是为了治疗他的帕金森氏病，但当他注意到他偶尔的娱乐性赌博变得更加严重时，他告诉医生可能是这种药品造成的。他的医生让他改为服用另一种药物并加大了剂量。虽然韦尔斯那时候已经开始因赌博输掉大量的钱财，其债务已累计达到了 120 万美元，但由于他的妻子不知情，所以并不知道问题的严重性。当韦尔斯博士最终告诉妻子他输了很多钱时，这一问题引起了他医生的注意。药物一停止，他那不能自控的赌博行为也就停止了。采用多巴胺增强剂来治疗帕金森氏病患者，能引起很多种不同程度的患者行为的改变。有的人改变较轻微，有的人除了开始买彩票之外没有更多的改变，而有些人却因此产生了严重的强迫性障碍、攻击性冲动、暴食、药物滥用或病态赌博等。找到一个人多巴胺水平的平衡点是最好的，太少会丧失活力，太多会使人疯狂。

🎖 乖僻灵感：注意力缺陷多动障碍

帕金森氏病通常出现在 50 岁以后，而多巴胺水平较低的状态可以开始于人生的早期，并一直持续到成年，这种情况的一个例子就是注意力缺陷多动障碍。英国医生乔治·斯蒂尔（George Still）在 1902 年最早对这种疾病做出了描述。注意力缺陷多动障碍的特点是注意力周期短、易受干扰、无条理、拖拉以及不良的内部监控或判断力。这种疾患常常伴有多动和易冲动的症状，但也不总是这样。多巴胺基因异常在注意力缺陷多动障碍患者中很常见，增强大脑中多巴胺水平的药物就被用于治疗这种异常。另外，注意力缺陷多动障碍与前额叶皮层的低活动水平相联系。低多巴胺水平也和较弱的前额叶皮层活动相关。当腹侧被盖区不能产生足够的多巴胺时，它就不能驱动基底神经节和前额叶皮层进行适当的活动。

注意力缺陷多动障碍的标志性症状是保持注意力有困难。但有趣的是，患有注意力缺陷多动障碍的人并不是对所有的事情都不能保持其注意力，他们只是在维持有规律的、常规性的、日常的，比如学业、家庭作业、文书工作上不能保持注意力。在冗长乏味的课堂中他们恨不得去死，而长时间的会议也会让他感到痛苦。但是，对于新奇的、具有高度刺激性的、有趣的、可怕的、充满激情或充满爱的活动，注意力缺陷多动障碍患者可以很好地保持他们的注意力。这些区域有属于它们自己的内在多巴胺。再说一遍，爱是一种毒品。这种现象常常会欺骗不明真相的家长、医生或老板。

一个患有注意力缺陷多动障碍的青少年在学校里可能会有学业困难，他的大多数成绩都是 C、D 或 F，但有一两门功课却能表现很突出。一位家长看到了这种乖僻的成绩，常常会对孩子感到失望，并说："我知道你是聪明的，看看你在历史科目上得的 A，你只是在其他科目上有点儿懒。"但如果是这个孩子喜欢历史或喜欢他的历史老师，这种爱就会给他学好这门功课上提供多巴胺，使他的成绩得到提高。他需要爱或兴奋来维持注意力。

很多医生在诊断注意力缺陷多动障碍时会犯同样的根本性错误。他们问家长，孩子在看电视或玩电子游戏时的注意周期是否正常。有一些患有严重注意力缺陷多动障碍的儿童可以持续看电视或玩电子游戏达 6 个小时。当家长回答"是"的时候，医生就会排除这一诊断。在考虑少年或成人是否患有注意力缺陷多动障碍时，医生们问他们能否保持注意力，几乎所有人都回答"是"。但聪明人会说"是的，如果我有兴趣"，即使该患者存在着非常严重的问题，医生也会排除注意力缺陷多动障碍的诊断。关键的一点就是要询问对于有规律的日常任务是否能保持具体的注意力，并询问那些注意力缺陷多动障碍患者周围的人。如此，你常常会得到一个非常不同的答案。

在工作中，患有注意力缺陷多动障碍的雇员常常会给管理者提出使他们很有挫折感的挑战。很多患有注意力缺陷多动障碍的人都很聪明，喜欢社交，也很有自己的见解。在销售或创造性的工作上，他们通常会有过人的表现。但当你让他们去做一些简单的文书工作，或按时完成一个项目时，患有注意力缺陷多动障碍的雇员就会有困难。管理者会把这些行为问题看成是故意的或不听话的行为，常常会因此而解雇那些实际上很不错的雇员。许多患有注意力缺陷多动障碍的人都会热衷于冲突或刺激，比如与兄弟姐妹打架，对抗父母，与爱人发生冲突，在工作中制造麻烦，去看恐怖电影或脱衣舞表演，接二连三地进行网上约会，从事有危险性的性行为，飙车等。而这只是为了给他们的生活增添乐趣。我曾经治疗过一名注意力缺陷多动障碍患者，他是一位职业赛车手。他说任何时候他都不会像坐在赛场的出发线上时那样，感到自己充满活力。

在那些因失恋感到绝望而有过一次自杀企图的注意力缺陷多动障碍少女中，我常常看到这一模式。过一个星期她们常常会感觉好一些，因为又有其他人对她们感兴趣。下一个星期她们可能会感觉更加良好，因为她们又认识了某个小伙子。然后麻烦就开始了，接下来的一个星期常常就是这对新情人吵闹不断。再接下来的一个星期里她因为与对方分手而再次陷入绝望之中。下一个星期，她的雷达可能又捕捉到了下一个人，她又开始感到好一些，如此循环往复。不管她的行为是引诱、认识、争执或分手，在大脑中的效果都是一样的。戏剧性效果和刺激是永恒的。当这一模式被揭示出来并被人们所知觉（用弗洛伊德的话来说，就是让无意识进入意识），只要通过适当的治疗给前额叶皮层施加必要的刺激，病人就会开始痊愈了。

🎖 失控的激情回路：沉溺／瘾嗜

沉溺性障碍也能帮助我们了解与激情和动机有关的很多知识。这些障碍让人们的感情和行为失去了控制。它们作用于大脑的回路与爱一样，但它们是以一种非常有破坏性的方式作用于大脑的。

　　不管是酒精、毒品、性、赌博或是贪食，沉溺于某种能使激情回路接通的行为，能以某种奇怪的方式加以强化并完全掐住一个人的命脉。小罗伯特·康尼长期以来忍受着严重的毒瘾，他曾经说过，毒瘾就像是有一把上了子弹的枪顶着你的脑袋要求你停止，可你还是会不顾后果地去吸食毒品。你宁愿冒着死亡的危险也不愿意放弃那种快感。根据明尼阿波利斯的瘾嗜学家马克·拉色博士（Mark Laaser Ph.D）的说法，"唤醒模型"支持着许多沉溺行为。在这一模型中，理解第一次瘾嗜经验是非常重要的，吸食可卡因的瘾君子们经常说，在第一次吸毒时并没有体验到什么快感。赌博成瘾的人通常在赢了一大笔钱之后，欲望之门打开，然后不断追求再赢一大笔钱。沉溺于性的人通常是在一次强烈的初次体验之后，开始以巨大的能量和动机来追求性行为。如果这样的体验是不同寻常的，他们甚至可能形成恋物癖或性变态行为。

　　当前额叶皮层的低活动水平伴随着强有力的唤醒模型时，人们就会对他们的行为失去控制。前额叶皮层的低活动水平可能是由于脑外伤、注意力缺陷多动障碍、有毒环境或像酒精这样的镇静剂造成的。图4-2说明了在瘾嗜行为中大脑到底发生了什么。

　　在图4-2中，你会发现前额叶皮层很弱，所以它对于不加约束的激情几乎没有控制力，而这种激情驱动着各种行为。沉溺会以一种消极的方式改变大脑，使其对危险的行为不能及时踩刹车。而在没有沉溺的大脑中，前额叶皮层总是在评估进入信息的价值以及计划反应适当与否，需要时采用抑制性控制。在沉溺的大脑中，这一控制回路因药物滥用而受到损害，对被认为显著的刺激做出反应的驱动回路失去了抑制的力量。

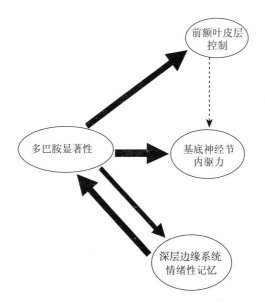

图 4-2　沉溺性的激情回路

　　爱是一种药，不管爱的对象是一位具体的历史老师、杰瑞·斯普瑞格、费尔医生、酒精、可卡因、女式跑鞋，还是恐怖电影。当忍受着低多巴胺水平的人有一份他所热爱的工作或有一个他所爱的恋人时，他们在工作中不会出现那么多的问题。我曾经见过当注意力缺陷多动障碍患者从事一份让他们有激情的工作时，他们只需要服用较少的药物，而当他们对自己的工作感到厌倦时则不是这样的。我经常告诉我的注意力缺陷多动障碍患者，要选择一个他们喜欢的职业，而不是选择一个他们认为能够让他们赚很多钱的职业，这样他们就更有可能走向成功。只要你有一个健康的前额叶皮层，激情的秘密就在于去做你喜欢做的事。你怎样才能发现你的所爱呢？发现你的激情需要采取哪些步骤呢？

🏅 使乐趣最大化：以健康的方式接通激情回路

　　请以一种健康的方式来回答，是什么给了你最大的乐趣？你爱的是什么？你的激情是什么？你想要什么？你一定要得到的是什么？你要走遍全世界寻找什么？你将为什么而死？在你的过去，是什么提高了你的多巴胺水平并推动你不断前进？在拥有了一个健康的大脑，特别是前额叶皮层之后，学习如何激活你的激情回路是成就杰出心智的下一步。你以热烈的情绪，以爱来激活这些回路。要激活你的激情回路，重要的是要知道在过去是什么使你变得兴奋。这将帮助你理解已存在于你大脑之中的唤醒模型。另外，要知道目前是什么点亮了你的心灯，这使你能够测量你目前的激情水平，并想象将来能够使你兴奋起来的东西究竟是什么。

对于你生活的每个方面，包括人际关系、工作、财务、身体健康、情绪健康、智力健康和精神健康，列出至少 3~5 个概括的或具体的例子，说明在过去和现在的生活中，你是如何变得兴奋起来或感受到最大乐趣的。另外，写下你的所思所想会在将来使你体验到同样的情感。这将帮助你看到你大脑中已有的激情模型并帮助你为未来形成新的激情模型。对于性和娱乐这样的事情一定要诚实，但也需要更深入地了解什么对你有意义和有目的感。以下是我为人际关系列出的一个清单。

Magnificent
Mind at
Any Age

人际关系

过去：

1. 堕入爱河，亲吻初恋情人达数小时。

2. 作为一个大家庭的一部分，家庭团聚，合家欢乐。

3. 参加网球比赛、乒乓球比赛、篮球比赛等。

现在：

1. 爱一个人并被其所爱，亲近、交谈达数小时。

2. 为人父母，鼓励、教导、保护、帮助孩子。

3. 在全世界范围内交朋友，对于爱的人能有所帮助。

4. 作为一个大家庭的一部分，家庭团聚，合家欢乐。

将来：

1. 爱一个人并被其所爱，身体和情绪上的亲近以及联结。

2. 为人父母或为人祖父母，鼓励、教导、保护、帮助晚辈。

3. 作为一个大家庭的一部分，家庭团聚，合家欢乐。

4. 在全世界范围内交朋友，相互提供支持和关爱

当我第一次做这项练习的时候，我非常清楚我的激情是与建立关系（联结）、性爱、玩乐以及帮助别人有关的，彼时，我持有"活到老，学到老"的信念，想要过一种有意义的生活，为了让我们的地球变得更美好做出贡献。当你在寻觅那根能点燃你大脑中激情回路的火柴时，有一点很重要，那就是要具体地定义成功对你来说意味着什么。我的目标很可能跟你的目标不一样，而你的目标也很可能跟别人的目标不一样。成功是一个个人的定义，随着你经历过不同的人生阶段，它也有可能随着时间的推移而发生变化。请具体谈谈，你如何定义成功。这是一个非常重要的问题，因为，正如我们将要看到的，你的大脑倾向于使你在你所专注的事情上取得成功。

成功与梦想是怎样产生的

如果你肯为目标下功夫，目标将对你起作用。
如果你肯为计划下功夫，计划将对你起作用。
我们的任何成就最终将塑造我们自己。

——吉姆·罗恩（Jim Rohn），作家、励志演说家

你的大脑是宇宙中最为强大的器官。它能指引你的人生走向积极向上的道路，也能创造一个人间地狱。要驾驭你大脑的能量，需要的是方向和远见，需要的是一个蓝图。如果你能以清晰、具体详尽的书面语言来定义你的成功，你就更有可能按照你的设想走向成功。

如何定义你的成功

本书是关于如何在你的生活中使你的大脑达到最佳状态的，因此清晰地界定成功对你意味着什么是很有必要的。大多数人想要成功但却不知道成功对他们来说到底意味着什么。在不得不对成功加以界定的时候，大多数人将它等同于幸福、财富、被认同、自立、友谊、成就以及内心的安宁等，但这些都是模糊的概念。即使是在大多数的词典中，成功也是以很抽象的方式定义的。最常见的定义如下：一个有利的结果；获得财富、名誉等；一个成功的人或一件成功的事。这是否意味着成功是一个模糊的概念呢？当然不是。

这只能说明，成功是一件非常个人化的事情，需要在个人生活的背景下加以定义。同样的事，对于一个人来说是成功，而对另一个人来说可能就是失败。定义成功取决于许多因素，以下就是我们需要考虑的几个因素：

人生的发展阶段

对于一个 17 岁的少年来说，成功常常意味着拥有足够多的钱买自己喜欢的东西、加入一个运动团体，或者在大多数的周末夜晚都能与女孩子约会。对于一些 20 岁出头的小伙子来说，成功可能意味着拥有最大的乐趣。30 岁出头的人可能会通过事业发展是否如意，是否拥有一个家庭和能够负担得起的按揭款，以及是否能为孩子们付得起钢琴和舞蹈课的学费等来衡量成功。然而，对于一个 65 岁的老人来说，成功的标准可能就全然不同了。对他来说，成功可能涉及保障、健康、对生活的满意度以及能否与他的子女或孙辈分享快乐。

家庭背景

对于人们定义个体成功来说，家庭是最重要的影响因素之一。家族的价值观、传统、宗教信仰以及目标通常是衡量成功的背景因素。同样的事情对于一个家庭来说意味着成功，而对于另一个家庭来说，却可能什么都不是，甚至意味着失败。

成功的信息在孩子出生之前就已经被传达给孩子了。在怀孕期间，爸爸妈妈就已经开始谈论，他们希望孩子将来能成为什么样的人，这是很常见的。随着孩子一天天长大，这些信息可能会很微妙，比如，当孩子扮成一个医生或第一次捡起足球时，家长会很兴奋；但当他在钢琴上乱弹或对昆虫分类感兴趣时，家长却漠不关心。有些信息也可能是显而易见的，比如，当一个好学生带回家里的成绩单上有 4 个 A 和 3 个 B 时，迎接他的却是嘲笑，这表明只有完美才能被接纳；当一个孩子的约会对象是在文化上能够被接受的，家长就会予以赞扬，否则就予以贬斥。

还有几个重要的因素也来自家庭背景，其中包括对父母或爷爷奶奶的认

同；想要讨好父母、伤害父母或与父母竞争的愿望；对于自己童年时匮乏的
事物，父母会渴望尽量满足自己的子女。我在临床工作中发现，如果一个孩
子是在一个充满了赞许和爱的环境中长大，并按照他自己所选择的定义成功
的方式，他会很容易发现成功。但如果在一个家庭中，不管孩子多么努力，
家长们从不满意，孩子们会按照几乎不可能实现的方式来定义成功。

心理结构

对一个需要被爱和被欣赏的人来说，名誉和成就比财富更能让他感到成
功。对一个喜欢独来独往的人而言，个人的成就比集体的成就更能让他感到
满足。同样，对一个具有反社会型人格的人来说，破坏法律并免受法律惩罚
比遵守规则更能让他有成就感。

我曾经遇到过的最成功的一个人是我的一个病人，她叫贝丝，她患有一
种严重的精神疾病，即慢性精神分裂症。一般来说，这种极具破坏性的疾病
会影响到病人生活的方方面面。但是对于贝丝来说，却不是这样的。她寻求
她所需要的治疗，负责任地吃药并按照安排好的时间参加治疗，她信任那个
深爱着她的丈夫。成功对她来说与绝大多数人都不同。她小时候受尽折磨，
生活环境很差，所以她对成功的定义就是能够远离医院，并能在一个正常的
环境中养育她的孩子们。有一天，当她走进了我的办公室，告诉我她凭自己
的力量在一家小吃店获得了一份工作时，我从没见到她那么骄傲过。

成功是按照每个人的生活环境分别加以定义的。在实现你梦想的过程
中，尽可能具体地为自己定义成功，这一点非常关键。以下就是需要我们记
在心里的 9 条规则。

规则 1：你的成功只由你自己定义

绝大多数人都把别人看成成功的榜样。像“他一定很成功，因为他是一
名外科医生”这样的说法很容易误导其他人。除非你知道别人如何定义成功，
否则你根本不知道别人是否认为他们自己是成功的。这一点从我的临床工作
看来非常清楚，很多被别人归为“成功人士”的人并不快乐。他们没有成功

的感觉。只有我们自己才能创造自己的成功，成功的参数需要我们量体裁衣地加以设定。

同样的道理，如果你让另外一个人来定义你的成功，你很可能是不快乐的。你甚至可能觉得好像在过着另一个人的生活，而不是你自己的。我的病人凯蒂就是这样一个活生生的例子。

凯蒂在她父亲的出版公司工作。她的工作很出色，她的上司和同事都很喜欢她，但她觉得不快乐。自从她四年级起，她曾经想成为语法学校的一名老师。她大学的专业是小学教育，但她的父亲说服她离开了教育工作。父亲让她离开的理由是，当教师收入太低、孩子们很讨人烦、社会地位也较低。他告诉凯蒂，她应该加入他的公司，因为将来有一天这个公司要交给她管理。凯蒂听从了父亲的建议，但她总是不能在她的工作中找到成就感，并且发现她仍然渴望着在一个教室里与孩子们在一起。实际上，她把自己的工作时间安排在上午 10 点开始，这样她就能够在当地的学校做一名志愿者教师。她甚至在学校里度过她的各种假期。当她的父亲发现了她所做的一切之后，感到十分后悔。他让女儿去教书。他曾经为了自己的激情而奋斗过，他也希望自己的女儿有机会为自己的激情而奋斗。

规则 2：成功是一种感觉

除非你能感觉到你的成功，否则它什么都不是。我曾经听到过这样一个故事，三个裁判员谈论他们如何裁判投球和（击中的）正球。第一个人说："我看到的是什么，就判什么。"第二个人说："它们是什么我就判什么。"第三个人说："在我裁判之前，它们什么都不是。"

成功是一种感觉，是你自己的一种知觉。绝大多数人把成功当作标志或符号而不是感觉。但是，通过最终的分析，衡量我们生活中成功的最终尺度是，我们对于曾经经历过的境界和将要到达的境界怀有什么样的感情。

我们都知道，有些人拥有所有的成功标志，包括社会地位、财富、过人的成就、他人的羡慕，但却仍然认为自己很失败。像猫王、玛丽莲·梦露、吉米·亨德里克斯（Jimi Hendrix）、欧文·威尔逊（Owen Wilson）以及无数其他所谓的成功人士，那些成功的标志并不能使他们感到成功，他们需要酒精和毒品来麻醉自己，或转向自我毁灭来消除那些痛苦的感觉。我把这称为"空虚成功综合征"，即从外表看起来很成功，但没有内在的积极感受。但需要警告的是，有时候感觉会欺骗你。如果在你生活中的所有证据都指向成功，但你感到不成功或者像一个冒名顶替者，那你的思维方式一定是出了什么问题。

规则 3：不惜一切代价的成功可能不那么成功

由于成功是一种感受，所以取得各种成功的手段也可能很重要。对于绝大多数人（并不是所有人）来说，他们达到目的的手段对他们对成功过程的感受是有影响的。如果达到目的的手段与个人的信念体系相背离，那么可能会与现实或成功价值发生冲突。比如，如果一名高管利用他的朋友作为垫脚石向上爬，他爬上去之后可能会感到孤独，而这会毁了他的成就感。再假设这样一种情境，某人通过撒谎和欺骗获得成功。那些把他们的事业建立在不正直的基础之上的人们，可能会暂时享受他们的成就，但过一段时间之后，他们会怀疑自己的能力和自我价值，并最终感觉自己更像是罪犯而不是成功者。

规则 4：成功是一个过程

绝大多数人都把成功看成一个终点，是彩虹另一端的那桶金子，但是彩虹的另一端却可能是一处险境。有很多人在达到了他们的巅峰之后不久，就患上了严重的疾病或得了抑郁症。行为科学家们知道"高管升职抑郁"已经有些时日了。当一个人在工作中达到了他的主要目标，如成为一家公司的 CEO 之后就感到抑郁。除非他立即为自己设定新的目标，否则可能就会产生"这就是人生的全部了吗"的感觉，并引发抑郁症。

如果把成功看成将要达到的目标，达到之后会发生什么事呢？只在达到目标后的短时间内才能感受到成功。最终的满意感来自到达的过程，而不是到达的结果。对成功人士来说，重要的不是终点，而是到达终点的路途中，他们并不介意终点在哪里。

规则 5：成功是一步步走出来的

没有人生下来就会有一种成就感。实际上，我们刚刚出生的时候都多少有点迷糊，并很快知道，在一个大大的世界中我们是如此渺小。当你到任何地方都要爬呀爬或扶着家具走时，你是不会有多少自尊和控制感的。但是，在父母关爱的鼓励之下，我们的控制感开始一天天增长，不是跳跃性或大踏步地增长，而是像小小的婴儿步般增长。父母希望我们能够不断前进，但总会有那么一段时间，我们会失足滑倒，倒退一两步。在大人的教导下，我们明白了，在前进的过程中难免会跌倒一两次，然后我们继续沿着自我发展的道路前进。

早年的成功会带来积极的感受，这些感受会鼓励孩子们采取更多的行动以获得更多的积极感受。如果一个孩子能够得到与他自己有关的更多的积极感受，他将会学会相信自己的能力并能够取得成就，因为成功的感觉很好。这一过程并不是一夜之间发生的，也不可能在一夜之间就改变。对瞬时成功，比如瞬时得来的财富、建立的关系、认同或成就的期望，可能会导致一生的失望。成功，就像学习走路一样，是一小步一小步发生的过程。

规则 6：成功是一种平衡的艺术

像芭蕾舞演员一样，平衡对于成功也很重要。我们的生活中有别人看不到的私人生活，此外，还有人际关系以及工作等其他方面。我们很有可能对生活的某一方面感到成功，而对其他方面感到失败，很少有人在生活的所有方面都成功。但是，如果你的生活过于失去平衡，你可能会发现自己那些不成功的方面会危及自己感觉良好的那些方面。平衡、全面地看待问题以及有所放弃，对于成功来说都是必要的。如果你梦想中的那个人离开了你，赚得全世界所有的钱又有什么用呢？

你要决定赋予自己生活的每个方面多大的权重？这对于我们每个人来说都不一样，甚至在你生活的不同阶段也不一样。当你思考如何定义成功的时候，不要让你自己失去平衡。

规则 7：成功是可以习得的

成功并不是你与生俱来的东西，也不是通过遗传得来的。它来自一个经过适当鼓励和教育的健康大脑。我曾经是一个中等成绩的中学生，后来却成为一个获得最高荣誉的大学生。回头看看，这一转变并不是一个了不起的神话。在语法学校或中学的时候，从来没有人教过我如何去学习，我也没有多少取得成功的动机和信心。当我知道了好学生的秘密并形成了追求成功的信念和激情以后，我就能够取得成功了。类似地，任何一次奋斗之后的成功，都是随一系列步骤而逐渐发生的。在照顾好你大脑的健康之后，要决定为了取得成功你需要采取哪些步骤。特别是要注意其他人在与你类似的情境中是怎么做的。

规则 8：将成功定义得太高或太低都会使你脱轨

一方面，如果你的目标太高，你会很快感到被所面对的重重困难压倒，而你的梦想将会变成白日梦。在参加过一个研讨会之后，期望在你的第一次房地产交易中赚 100 万美元，或者期望在参加过三个星期的婚姻咨询治疗之后，你那长期存在问题的婚姻就能有转机，这注定要让你遭受失败。改变、成功以及执行都需要时间。另一方面，如果你的目标太低，你的耐心和忍耐力可能会耗尽，以至于你不能够得到必要的积极情感，也就没有了继续前进的动机。定义和体验成功的最好办法就是设定合理、现实的目标，而这个目标是在可预见的将来能够实现的。

规则 9：成功就是对自己真诚

要想体验成功，你必须那些你认为真正重要的事情建立真诚。不管这些事是与赚钱有关、与有挑战性的事业有关，还是与建立新的关系或与放弃一段有破坏性的关系有关，你对自己一定要真诚，这是产生内在满足感和内在成功感的唯一途径，只有这样，你才不会感到自己像一个冒名顶替者。持续的不满足以及频繁地改变想法都是你对自己不够真诚的表现。

我所设计的以下问题是要帮助你明确地看清楚，就在当前这一时间点上，成功对你来说意味着什么。记住成功是一个过程，对这些问题的答案会随着时间的推移而发生变化。另外准备一张纸，尽可能真诚地回答这些问题。准备好了吗？你的回答可能会让你大吃一惊。

这是一个完整的问卷。请按顺序回答这些问题。答完这些问题需要花费一些时间，答案中所包含的信息对于帮助你定义自己的成功目标至关重要。回答完毕后，至少再回头看你的答案两次并思考它们的意义。务必请照我说的做，这样才能起作用！

Magnificent
Mind at
Any Age

测测你对成功的个人定义

1. 将以下各项目按照它们对你的重要程度加以排序（1代表最重要，10代表最不重要）。

- 快乐   ● 个人成就

- 娱乐   ● （祖先遗留下来的）遗产或文化

- 财富   ● 传统

- 健康   ● 改善别人的生活

- 和谐的人际关系   ● 有信仰

- 名誉

2. 心里记住你刚才的排序，为了成就或提高你排序清单中的前5项内容，你现在正在做哪些事？成功是一个过程，为了完成这一过程，你正在做哪些事？

3. 想象在自己生命终止的时候，躺在棺材里。在你的生活中，什么是对你真正重要的事？你真正在乎的是什么？在你生命终止的时候，对你有价值的事物是什么？这一直是我最喜欢的问题之一。它有助于把你的生活放在一个终生的视角之下。当你在一开始的时候就考虑到终点，对你来说，当下就变得格外重要。

4. 对于那些对你而言真正重要的人和事，你是否给予了足够的时间和精力？或者你正在将大量的时间花费在较小的个人价值之上，而你自己并没有意识到？

5. 你处于哪一个人生发展阶段（青春期、青年期、中年期等）？与上一个人生阶段相比，你的个人目标发生了什么样的改变？你认为10年之后你的人生目标将发生什么样的改变？把事情想在前面，可以防止中年危机、空巢综合征等事件。

6. 举10个能让你感到自己最能干的例子，举10个让你感到最有信心的例子，举10个最让你感到与别人相联结的例子，举10个在你的生活中让你感到最快乐的例子。

7. 说出5个让你仰视并敬佩的人物的姓名。说明他们让你仰慕的具体特质有哪些，并说明在哪些方面你想要像他们一样。

8. 列举出你所知道但你并不仰慕的5个人的名字，具体说出他们有哪些事让你觉得不值得仰慕。请尽可能具体一些。

9. 列举出5次让你感到失败的经历。

10. 列举出5次让你感到成功的经历。

11. 在定义目标时，你可以从你人生的3个主要方面思考：

    A. 人际关系（与配偶、情人、子女、家庭、朋友的关系）；

    B. 工作／财务（你的工作；如果你是学生，那么你的学校；如果你是一个家庭主妇，那么你在家庭中的任务；现在和将来的财务状况等）；

    C. 个人生活（工作和关系之外的，只与你自己有关的那部分生活；身体健康、情感健康、精神、兴趣、智慧上的成长等）。

    生活的人际关系方面＿＿＿＿＿＿＿＿＿＿＿＿＿＿＿＿＿＿＿＿＿＿＿＿。

    生活的工作／财务方面＿＿＿＿＿＿＿＿＿＿＿＿＿＿＿＿＿＿＿＿＿＿。

    个人生活方面＿＿＿＿＿＿＿＿＿＿＿＿＿＿＿＿＿＿＿＿＿＿＿＿＿＿。

上述每一点的意义或重要性对你来说是怎样的？按从1分到10分的量表对每一项内容加以评估，对于最为重要的方面打10分，对于不怎么重要的方面打1分。

你在每一个方面要花多少时间？这是否反映了它对你的重要性？回答这些问题也有助于你回答这样的问题：你想要什么？对你来说什么最重要？当

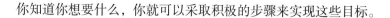

你知道你想要什么，你就可以采取积极的步骤来实现这些目标。

心之所见，定能实现

珍妮是一名巴士司机。她穿着工作服来找我，看起来怀有 8 个月的身孕，她非常伤心。她一坐在我办公室的沙发上，泪水就顺着她的双颊流下。她的家庭和男朋友都声明要跟她脱离关系，她感到孤立、孤独、郁闷。

"怎么会这样呢？"她开始对我说，"我看起来像怀孕了，我也感觉到怀孕了，可是我却没有，这是怎么回事？我怎么会让自己的乳房变大，没有例假，还挺着一个大肚子？"当她把手放在鼓起来的肚皮上时，她高声叫了起来。"这怎么可能，我是不是疯了？"

珍妮和她的男朋友住在一起已经有 4 年了。当她相信自己怀孕时，他们计划结婚。在过去的两年里，她一直想要怀孕。虽然她的孕检为阴性，但她仍然相信自己怀孕了。所有的迹象都表明她怀孕了。她想，孕检一定是出了什么问题。她有孕妇晨吐反应，她甚至能感觉到婴儿在肚子里动。当她相信她已经快要分娩的时候，她又去找医生，医生在给她做了更为详细的检查之后，告诉她，她确实没有怀孕。

就在她从医生那里得到消息之前的那个周末，她的家庭为即将到来的婴儿举行了送礼会。她的家庭一开始感到兴奋不已，但得到消息之后，他们有一种被欺骗的感觉。他们告诉她不想再跟她有任何关系。她的男朋友不知道该怎么想这件事，搬出去自己住了。

珍妮得了一种病，这种病被称为假妊娠或假孕。虽然她没有怀孕，但她却相信她怀孕了，她的大脑向她身体的其他部分发出信号使她表现出怀孕的状态。假妊娠这种病自古以来就有。早在公元前 300 年，希波克拉底就记载了"相信她们怀孕"的 12 名妇女。1923 年，古德（John Mason Good）用两个希腊词汇的"pseudes"（假）和"kyesis"（怀孕）造出了这个新词。

当我向珍妮解释了她的症状之后，珍妮一开始感到有些难以置信。但是，过了一段时间，她就开始理解心的力量。经过了一次家庭会议，并与她的男朋友恳谈数次之后，她重新与她所爱的人建立了联系。

消极想法可能会让消极的事情发生，而积极思想可能会帮助你达到自己的目标。对成功的预期本身就是一种强大的力量。早在几百年前，有经验的医生就已经发现积极的预期对许多疾病的治疗效果起着关键的作用。

安慰剂效应的好处是由医生和患者之间共同的期望和希望所决定的。行动、仪式、信心以及热情是关键的元素。虽然从药物学的角度看来，安慰剂没有什么效果，但这并不意味着真的"什么效果都没有"。它是一种有效的治疗方法，在缓解严重疼痛时，平均而言，它的效力能达到吗啡效果的1/2，甚至2/3。人们现在已经认识到，在与疼痛有关的临床情境下，大约有1/3的人能够对安慰剂做出反应，不管这疼痛是来自外科手术、心脏病、恶性肿瘤还是头痛。安慰剂反应并不只是病人欺骗自己没有痛苦的结果，让病人服用安慰剂确实能够产生真实的生理变化。

告诉你的大脑你想要什么，并调整你的行为以得到它。要想让你的心灵把它看到的信以为真，并使其发生，关键是让你想得到的东西视觉化，然后假以时日调整你的行为来得到它。太多的人被当下的一时之兴吸引得团团转，而不是利用他们的前额叶皮层来计划他们的生活，并付出努力来实现他们的目标。

一页纸奇迹

我所设计过的最为有效但很简单的一个练习，被称为"一页纸奇迹"（One - Page Miracle，OPM）。这种方法将有助于指引你所有的思想、语言和行为。称之为"一页纸奇迹"是因为我曾看到这项练习能快速聚焦并改变很多人的生活。

指导语：在一页纸上，清楚地写出你的主要目标。利用以下主要的标题：

人际关系、工作/财务以及自己。在人际关系项下写上这样一些小标题：配偶/情人、子女、大家庭以及朋友；在工作/财务项下写下短期和长期的小标题；在自己的项下写下身体健康、情绪健康、精神以及品格。自我是你在人际关系和工作之外的那部分自己。通常，你的这一部分只有你能看到而别人都看不到。

以下是我用这种方法来帮助病人的一个例子。这位病人头部受过伤害，他的妻子坚持让他来找我。他叫托尼，是一家生产企业的程序开发员。结婚后育有一个孩子。自从他头部受伤以后，他明显控制不了自己的冲动，花钱大手大脚，在家里易怒易躁。

在看了下面的例子之后，请你自己也做一份"一页纸奇迹"。如果你的前额叶皮层有问题，这项练习将对你很有帮助。如果你的前额叶皮层没有问题，这项练习将有助于你专注于你生活中那些重要的事。在你完成这项练习之后，将它贴在你每天都能看到的地方。通过阅读"一页纸奇迹"来开始一天的生活，并专注于这一天的事情，这真是一个好主意。

Magnificent
Mind at
Any Age

托尼的"一页纸奇迹"
我想要从我的生活中得到什么？

★ **人际关系** 与那些我爱着的人建立联结。

　　a. 配偶/情人 与我的妻子保持一个亲密的、友好的、互相关心、彼此相爱的伙伴关系。我想要让她知道我有多么关心她。我想调整自己的行为，让她少为我感到忧虑。

　　b. 孩子 在生活中，我要坚强、友好、积极、行为可预测。我想要帮助她成长为一个幸福而有责任感的人。

　　c. 大家庭 继续与我的父母和兄弟姐妹保持密切的联系，为他们提供支持和爱。

d. 朋友　花时间来维持和培养我们的友谊。

★ **工作**　在工作中达到自己的最佳状态，尽我所能成为一个最好的程序开发员，同时保持平衡生活。特别是，我应当专注于处理我目前的项目，以取得新项目为目标开展活动。每个月要做一些慈善工作，以此来回馈社会。我将专注于我的目标，不让与我的目标非直接相关的事分心。

★ **财务**　要有责任感、有想法，并帮助我增加资源。

　　　　a. 短期目标　要多想想我的钱是怎么花出去的，并确保花出去的钱和我以及我的家庭的需要及目标直接相关。由于头部受过伤害，我有时候不能做出最好的判断，所以我在花出50美元之前，我一定要先与我的妻子商量。

　　　　b. 长期目标　把我所赚来的所有钱财的10%存起来。在买任何东西之前，要先支付我自己和家庭的日常开支。我将把这些钱投入一个退休金计划中去，为退休生活做准备。

★ **自己**　尽我所能成为一个最健康的人，由于我头部受过伤，这一点显得尤为重要。

　　　　a. 身体健康　每天都照顾好自己的身体，锻炼，吃好喝好，睡好，服用维生素、鱼油以及亚蒙医生为我推荐的其他补充剂。

　　　　b. 情绪健康　有一颗稳定、积极、感恩的心。

　　　　c. 精神　有自己的信仰。

　　　　d. 品格　要正直、有思想、友善并值得信任，讲诚信。

我的一页纸奇迹

我想要从我的生活中得到什么？

★ 人际关系 _____

        a. 配偶 / 情人 _____

        _____

        b. 孩子 _____

        _____

        c. 大家庭 _____

        d. 朋友 _____

★ 工作 _____

        _____

        _____

★ 财务 _____

        a. 短期目标 _____

        _____

        b. 长期目标 _____

        _____

★ 自己 _____

        a. 身体健康 _____

        _____

        b. 情绪健康 _____

        _____

        c. 精神 _____

        d. 品格 _____

　　一旦你清晰地定义了你想要的是什么，排除杂念并专注于你想要的事情，你就能够让你的目标和愿望成为你日常生活的一部分。通过为你的愿望形成具体的神经通路，前额叶皮层负责计划和指引的那部分大脑，将帮助你实现你的梦想。你的"一页纸奇迹"现在就成了指导你全部思想、情感和行动的路标，它将是你生活的指示图。由于现在的你已经知道了你想要什么，关键就是要让你的行为朝向你的目标转变，并排除那些你并不想要的干扰。持续、积极、坚持不懈的努力对于成功来说是必不可少的。很明显，这需要一个健康的大脑，特别是健康的前额叶皮层。让你的大脑帮助你设计成功，并把成功植根于你的生活之中。为你认为重要的目标而努力。运用"一页纸奇迹"来帮助你成为那个能决定自己命运的人。你的大脑可以接受现实并创造现实，给它一些方向，这样有助于让你的生活朝着你希望的方向发展。教会自己专注于那些对你来说重要的事情。这一辅助性的前额叶皮层将帮助你，并引导你的生活沿着既定的轨道前进。

冲动的魔鬼藏在哪个脑区

领导力的艺术在于说"不"，而不是说"是"。
说"是"简直太简单了。

——托尼·布莱尔（Tony Blair）

在最近一次去毛伊岛的旅行中，我看到了一位固执己见的小女孩儿和她妈妈之间的争执。那天我正在一家咖啡厅里一边用着午餐，一边远眺着毛伊岛海洋中心的海港。那一天温暖、平静，一丝热带的微风轻轻吹来。大海是平静的，可在一瞬间，我餐桌旁边的一对母女却爆发了一场小风暴。在伸手拿相机的时候，母亲不小心碰倒了一杯冰水，而她的女儿却兴奋地尖叫起来，大概是觉得这次碰翻杯子的不是她。那位母亲显然有些尴尬，而就在她开始擦桌上的水时，那个小女孩开始用手愉快地玩着那滩水。母亲严厉地让她停止并把她的双手按在了小女孩身体的两侧。但这个小女孩很想玩那滩水，所以第一次她并没有听母亲的话。母亲又警告了她一次，在这次警告的后面还附加了一个后果。妈妈说："你再把手往那滩水里放，我就拿走你的洋娃娃。"小女孩听到这句话，马上把手缩了回去。

小女孩的洋娃娃和她一样也有着一头红色的头发，对她来说，洋娃娃显然要比这片刻的快乐更重要。在杯子被打翻之前，我看见她在玩那个洋娃娃。但是，在几秒钟之后，我能看到，那滩水的诱惑已经开始在小女孩的大脑中膨胀。小女孩胆怯地看着她的妈妈，看她是否在注意自己。当她看到妈妈正在忙着擦桌上的水时，小女孩开始慢慢地张开手指向那滩水的方向移动。这使我想起了我们都要经常面对的好与坏的斗争。我应当压抑自己的冲动并做正确的事，还是应当做我现在就想做的事？在毛伊岛那灿烂的阳光之下，我想知道好与坏孰胜孰负。是取得最大的玩乐还是要保留自己喜爱的洋娃娃？这里存在着利益的竞争。我想："她只有 4 岁，她的大脑前额叶皮层还远没有发展成熟。"最后，那位母亲在一位细心侍者的帮助下把水擦干净了，而那个小女孩从她的冲动中走了出来。她的洋娃娃安全了，至少在那一刻安全了。

然而，并非我们所有人都那么幸运。在某些时刻，我们的母亲放任我们，让我们任凭自己的冲动行事。我们怎样处理这些冲动，是决定我们在生活中是成功还是失败的一个主要因素。走向成功意味着如何开始并保持行动，也意味着如何压抑行动。一辆没有刹车的汽车是一个死亡陷阱。一个没有刹车的人生尽管有很大的激情，也可能早早以失败告终。激情是我们成功的动力和燃料。明确的目标指引着我们向目的地前进。要沿着我们人生的轨道前进，我们还需要良好的刹车来调节我们的动作，当我们走得太快的时候可以减速，当我们有绕道或冲向错误方向的冲动时，它可以阻止我们。刹车太松会使我们撞车，而刹车太紧又会阻止我们前进。本章将要探讨对于实现杰出心智而言，前额叶皮层的一项重要功能，即说"不"和控制我们冲动的能力。

前额叶皮层——主刹车

我们在前文中已经讨论过，前额叶皮层与较高级的功能有关，例如计划、深谋远虑以及控制冲动等（见图 6-1）。前额叶皮层还能帮助我们调节情绪，让我们不要过于兴奋，也不要过于抑郁。在我们 25 岁之前，由于前额叶皮层还没有完全形成，所以要比成年人更容易情绪化。当我的孩子们还小的时候，我一走进家门，他们就会非常开心地跑过来张开双臂迎接我；而当他们失望的时候，又会流着泪大声哭喊着。他们长大以后，控制情绪的能力好了很多，而我也不再像从前那样兴奋地对待他们了。

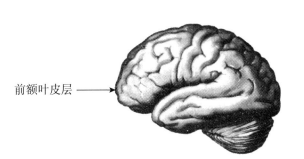

前额叶皮层 ——→

图6-1 前额叶皮层位置示意图

　　前额叶皮层受到损伤之后，人们通常会失去稳固地控制自己情绪的能力。里根总统的新闻秘书詹姆斯·布雷迪(James Brady)就是一个生动的例子。1981 年 3 月 30 日，当约翰·辛克利（ John Hinckley ）试图刺杀里根总统时，一颗子弹穿过了布莱迪先生的前额叶。他不仅遭受着瘫痪之苦，而且人格也发生了变化并变得更为情绪化。情绪高涨时，他变得过度兴奋;情绪低落时，他又变得过于抑郁。在接受一次电视采访时他说，当他有一点点伤心时，可能就会开始控制不住地哭泣;而当他听到有一点点好笑的事情时，他可能就会开始大笑，仿佛那是他曾经听到过的世界上最好笑的事情。

　　前额叶皮层的健康活动与责任心有关。前额叶皮层的活动低于正常水平与粗心大意、前后不一、混乱不堪的决定以及冲动性相关。来自伊利诺伊大学香槟分校的研究者们对 194 项研究进行了讨论后发现，死亡率的增加与诸如吸烟、节食加运动模式、酗酒、暴力、危险的性行为、危险驾驶、自杀以及药物滥用等冲动行为相关。对于一个漫长而且成功的人生来说，健康的前额叶皮层是很基本的。前额叶皮层的不正常状态可能是由于诸如注意力缺陷多动障碍这样的遗传性疾病造成的，也可能是由于脑外伤或接触毒素造成的，还有可能是由于缺乏训练或父母过于放任造成的。

弱刹车是如何破坏我们的生活的

　　面对某一刻的强烈欲望说"不"要比说"是"更为重要，即使对积极的行动也是一样。你只需要花费片刻时间，暂停一下，思考一下我们的行为会产生怎样的后果，然后看着这些行为是否符合我们整体上的最大利益。在你禁不住要欺骗配偶之前，暂停一下，你就更有可能使你的婚姻免受伤害。在你禁不住要责备一位被激怒的顾客之前，暂停一下，你就更有可能保住你的工作。在你禁不住要从公司的保险箱里违规拿出现金之前，暂停一下，你就更有可能远离监禁之苦。在你禁不住要自愿承担一个与自己的目标没有直接联系的项目或工作之前，暂停一下，你就更有可能聚精会神地取得成功。暂停一下，想清楚你想要说的某句话或想要采取的某个行动，判断这一言行是否符合你的目标，这是前额叶皮层的一项功能，也是通向成功的一个关键因素。

冲动性是指不能抑制自己的行为。作为一名精神病学家，凭我过去30多年的观察，冲动性是造成大量个人失败的一个主要原因。我曾经看到许多人都表现出冲动性行为，诸如杀人犯、抢劫犯、强奸犯、恋童癖者、虐妻者、虐童者、强迫性赌徒、性成瘾者、吸毒者、酗酒者、贪食者、愤怒的司机、寻找刺激的人、不忠的伴侣以及无数的其他人。我见过一个10岁大的男孩因一时冲动，模仿电影中的危险动作跳上一辆奔驰中的火车，而当他试图抓住火车上的栏杆时失手掉到了火车下面，巨大的钢轮碾断了他的双腿。我见到过一个男人没有任何理由地用刀子捅了别人，我见到他时他戴着镣铐。我见到过这样的女人，跟着她不认识的男人一起上了他的汽车，只是因为对方邀请了她。

没有经过大脑思考的言行会对我们的事业、人际关系，以及对自己的感觉造成一次又一次的损害。许多政治丑闻、工作中的性骚扰问题，以及在工作或家庭中不负责任的财务管理行为，都是由一时冲动造成的。让我们看一看"一页纸奇迹"中所列出的每一个方面，来观察冲动是如何破坏我们的生活的。

🏅 人际关系

容易冲动的人经常说一些不经过大脑思考的、容易伤害别人的话，这对他们的人际关系造成了消极影响。例如，我的许多注意力缺陷多动障碍患者会玩一种被我称为"说出进入你大脑的第一句话"的游戏。有些人甚至还为此感到自豪，他们会说："我这人非常直率。"而我通常会回答，这没有任何用处。建立和维持良好的人际关系需要技巧。这些技巧要求我们抑制出现在脑子里的第一个念头。有一次，我走进接待室去迎接一位 8 岁的病人。我大概比约定的时间迟了 10 分钟左右。她看见我时，说："该死的，都啥时候了。"她的妈妈被吓坏了，赶紧为这个小女孩的话道歉。

由于我的女儿就患有注意力缺陷多动障碍，我知道像她这样的评论只是症状之一。"说出进入你大脑的第一句话"这种游戏会产生很多麻烦。当你讲出你脑子里冒出来的第一句话时，你可能会伤害某个人的感情，或泄露别人出于信任而托付给你的一些秘密。我的一个病人要完成一项任务，这个任务是要把一个朋友带到他的生日聚会上，并给他一个惊喜。在前往那个聚会的路上，我的病人开始不经意地谈论这个聚会上的种种乐事儿。当他看到朋友的脸上呈现出的表情时，他知道自己毁了这个惊喜，他惊呆了。

除了说出不经过思考的、伤害感情的事之外，弱刹车还与经常打断别人说话相联系。当一个容易冲动的人脑子里出现了一个想法时，他感到自己一定要说出来，而不是等其他人表达完。他相信自己的观点十分重要，他迫不及待。有一次，在给一对夫妇进行咨询时，当我向那位妻子（她的丈夫由于他们夫妇之间缺乏沟通而受到伤害）指出这种现象时，她说她必须说出她脑子里的想法，要不然她就会忘掉。这也意味着她没有倾听她的丈夫的表述。我给了她一些纸让她把害怕自己会遗忘的事情记下来，以便她的丈夫能够完整地表达自己的想法。

对人际关系有影响的其他冲动类型包括：

- 咒骂别人。
- 愤怒地指责别人。
- 发脾气。
- 表现出不可预测的行为。

- 在一次重要的谈话中用手机接听电话或回短信。

- 有婚外情。

- 当孩子们惹你生气时，指责孩子、打孩子或贬损他们。

- 在工作中接了过多的项目，以至于占用了家庭生活的时间。

- 虽然知道沉溺于网上的黄色信息会伤害你和配偶之间的感情，并影响你
  和配偶性生活的质量，但仍然沉溺其中。

冲动会危害工作关系和业务能力。对同事、供应商或客户说一些不经过
大脑思考的、伤害感情的话已经让许多人失去了工作。利用职务偷窃、轻率
的性行为、饮酒或利用你工作场所的互联网来寻找另一份工作，就是其中的
几个例子。坐在方向盘后面的冲动性行为常常会使司机付出生命的代价。

🏅 工作 / 财务

在那些为我工作的人中，前额叶活动水平低的人麻烦最多。他们要么迟
到，要么对同事或病人说话时不经过脑子而伤害同事或病人的感情。他们的
在职时间似乎也都不长。

我曾经治疗过一名医生，他本来在旧金山有一份精神科医生的工作，后
来被解雇了。由于从事精神科治疗工作的专家很稀缺，所以他要犯很严重的
错误才会被解雇。有一天，他约了一个病人下午一点见面，但到一点半时，
他还未到诊所。当他所在诊所的行政人员打电话给他时，他说他正在俄勒冈
打高尔夫球。他忘了跟病人的这个约定，后来他被解雇了。他的脑成像图显
示他前额叶皮层的活动水平非常低。

财务安排经常会毁于一时的冲动。在行医早期，我的一名病人找到我时，
她身上背负着 3 万美元的债务。她知道自己的丈夫会抓狂。她有一种感到无
法自控的购物癖。我见到过许多被税务局找过麻烦的病人，因为他们不会为
自己的税款做出计划。税务局才不管你的大脑是不是有问题，这也不能成为
违法犯罪的理由。税务局的工作人员通常不会冲动，但是相当强硬。

🏅 自我

冲动会伤害我们的情绪、身体和精神生活。许多精神障碍如注意力缺陷多动障碍、各种瘾嗜以及脾气问题都与冲动性有关。这些精神障碍还会损害我们的自尊。冲动性还与贪食症和肥胖症这些进食障碍有关。虽然说"我只咬一两口巧克力蛋糕",但有些人最终会把整块巧克力蛋糕都吃光。冲动使一些人在锻炼或冥想时太快地放弃。他们的口头禅是:"等会儿再说。"冲动还常常与罪恶有关,我认为当你凭良心明知一件事不对还去做时,那就是罪恶。

强化你的"刹车"

在吉姆·柯林斯(Jim Collins)的畅销书《从优秀到卓越》(*Good to Great*)中,刺猬理念是使好公司成为伟大公司的主要原则之一。这一概念是与犀利的专注有关的,其观点出自以赛亚·柏林的著名小品文《刺猬和狐狸》(*The Hedgehog and the Fox*)。这篇文章根据一则古希腊寓言写成,把世界划分成了刺猬和狐狸。寓言的大意是:"狐狸千伎百俩而有尽,刺猬凭一技之长而无穷。"那些效率较低的公司领导者容易发展成为狐狸,却不会发展出像刺猬那样明确的优势,容易精力分散、混乱、前后不一致。企业、家庭的领导者经常会从事太多的活动,因为一时的兴奋而分神,使他们不能把大量的时间和精力用于他们主要的目标。

同样,通用电气传奇式的 CEO 杰克·韦尔奇,因为他的一个具体业务政策而闻名。如果一家公司在一个市场中不是老大,也不是老二,并且也不能在短期内达到这样的地位,即使这家公司是赚钱的,他也会把这个业务单位卖掉或关闭。他想要这家公司完全专注于它所擅长的业务领域,以使他们的努力达到最佳效果。在他作为通用电气领导人的 20 年时间里,韦尔奇把公司的价值从 130 亿美元增加到了数千亿美元。弱刹车会损害我们的专注能力,使我们陷于各种不同的事情,而这些事情和我们的目标可能都没什么关系。

　　如果缺乏清晰的专注目标，我们容易分心，会对很多琐屑的、不那么重要的活动说"是"，这会抢走我们的时间和精力，使我们不能专注于更为重要的事情。当我们利用互联网来完成工作时，很多人必须先检查一下新闻页面，看看谁给我们发了电子邮件；打开音乐播放器，下载一两首歌；看看我们的约会网站上是否有什么有趣的人物出现，然后会收到同时在线的朋友们发来的 10 条短信息。人们常常需要花费半小时以上的时间才能真正开始工作。很多人在工作时开着电子邮件提醒功能，以便他们随时都可能收到信息。这些干扰会慢慢使我们的刹车失灵。

　　无论何时，当你屈服于冲动而不能专注，你实际上就削弱了前额叶皮层对你生活的控制，而这种冲动行为更有可能再次发生。当你抵制了不良行为的冲动之后，你就强化了你的前额叶皮层和自我控制能力。抵制时间上的浪费、抵制没有价值的活动、抵制有害的活动，这些抵制都会让你变得更强大。重复从事积极的活动，可以使这些活动更容易发生。受纪律约束的行为会强化纪律。

　　精神病学家莱维斯·巴克斯特（Lewis Baxter）在加利福尼亚大学洛杉矶分校进行的一系列突破性实验中发现，当他防止了强迫症患者从事毫无意义的重复思想和重复行为之后，实际上是以一种积极的方式改变了大脑的功能，这一过程类似于药物治疗。改变你的思想和行为就会改变你的大脑。放任自己去从事一些无益的活动，你就更有可能一直从事这些活动；从事有益的活动，你就更有可能保持这些习惯。你时时刻刻的行动都是在给你大脑的实际功能编制程序。

　　大脑程序的编制从生命的早期就开始了。先前我已经提到，当你允许一个孩子以号哭为手段达到自己的目的，你实际上就是在教这个孩子的大脑去号哭。当孩子大发脾气时你屈服了，你实际上是在教这个孩子以发脾气为手段得到自己想要的东西。屈服于一种不良行为实际上是在解除对这种行为的抑制并削弱前额叶皮层的作用，因为这个孩子不再需要行使任何自我控制。

大脑就像肌肉一样，你用得越多，它就越强壮。大脑就像肌肉一样是有记忆的。对一个孩子的不良行为给予清晰、持续、合理的惩罚，同时强化他的积极行为，就会加强前额叶皮层的发育。所以，儿童中的许多行为问题都是由于缺乏父母的教养或教养不当造成的。因缺乏有效的父母教养而造成的问题，会影响一个人的一生。在一个儿童的前额叶皮层发育之前，父母就是他的前额叶皮层。强化刹车要从小开始。同样，对雇员给予充分的监督、反馈、惩诫和强化，有助于改善他们在工作中的表现。当然，太多的监督或管理过细则会降低生产力水平。

如果你能做到下面这5件事，你就能改进你的刹车，同时，前额叶皮层也能更好地控制冲动。

1. **努力形成一个卓越的大脑**。提高你大脑的功能使你生活中包括冲动控制在内的所有事都变得更容易些。锻炼、良好的饮食营养、学习新知识、服用复合维生素和鱼油都是有助于提高整体大脑健康的策略。同样的道理，停止诸如饮酒过量、缺乏睡眠、抽烟、过量的电视娱乐或电子游戏这样的行为也有助于大脑的健康。另外，如果患有任何影响前额叶皮层的疾病，如注意力缺陷多动障碍、抑郁症或脑创伤等，应当予以治疗。

2. **每天都读一读你的"一页纸奇迹"，在每一天里反复问自己，你的行为是否有助于你得到自己想要的东西**。你的言行与你的愿望是否一致？这项练习有助于让你头脑清醒，并减少不必要或无用的行为。请记住，你的"一页纸奇迹"需要的是你自己的目标和愿望，而不是任何其他人的。如此，它们最有可能让你有足够的动机停留在轨道上，并向着你的目标前进，但是你必须得让它们成为你日常生活的一部分。你的大脑需要天天都看到它们。如果你知道你想要和配偶保持一种友善、互相关心、彼此相爱的关系，那么即使当你感到沮丧或生气时，你也有可能以有助于你们关系的方式来行事。

3. 形成犀利的专注，抛开那些你生活中不符合目标的事情。我有一个朋友叫蒂莫西，他是一位为作家提供法律服务的娱乐业律师。他抱怨说自己没有时间给家庭。他有一个三岁大的女儿名叫勒瑞莎，她喜欢父亲但最近有些调皮。妈妈说她在白天更容易发脾气，并且看上去闷闷不乐。勒瑞莎抱怨说她想多和爸爸在一起，但一般蒂莫西回家的时候她已经上床睡觉了。这让蒂莫西感到很内疚，但同时他觉得事业也需要他。工作中有太多的事情需要处理，他感到不能放任不管。在他知道我是一个儿童精神科专家后，他想知道女儿是否患有注意力缺陷多动障碍或其他行为问题。在听完这个故事之后，我想，可能就像他女儿自己说的那样只是有些想念爸爸。我让蒂莫西做了"一页纸奇迹"的练习。很明显，他的妻子和女儿对他来说非常重要。然后我问他是否知道他一周工作中的所有活动。在详细记录每天的各项活动时，他发现自己浪费了不少时间。比如每天两次去咖啡厅喝咖啡；每周有三四次和朋友们一起去吃正餐；经常接到同事的电话，并在电话里讨论业务上的问题。在定义他的工作目标时，我问他，对他来说工作中最重要的事是什么？建立和维持业务的任务和活动有哪些？他写出了以下三件事：

- 努力服务好我现有的客户；
- 开发新客户；
- 花费1/10的时间提供无偿服务。

我建议蒂莫西放弃与这三项目标不相干的所有事情。他理解完全专注的概念。他能够带着咖啡上班（最好是脱咖啡因的咖啡）；他把与朋友一起吃饭的次数限制为每周一次；对于来自非付费客户的电话，他尝试使用语音邮件加以筛选。一个月之内，他就能够早点儿回家与他的妻子和女儿度过更多的时间了。勒瑞莎的行为也有了戏剧性的改善。记住，要把时间用在重要的事情上。

4. 要知道说"不"，这没有什么大不了的。很多时候，人们在对某个人说"不"的时候感到不安。很多人就像我一样，一不小心就会成为一个讨人欢心的人。当有人对我们失望时，我们会不好意思，所以我们努力去讨好别人。我们不想让任何人失望。不知道什么原因，别人不开心会给我们造成很糟糕的思想负担。在这方面有一个概念对我个人很有帮助，实际上是蒂莫西教会我的。他告诉我要以"长痛不如短痛"的方式来考虑这个问题。就在我帮助他解决勒瑞莎的问题的时候，我的大女儿打电话来让我给她再买一只小狗。我以前一直不愿意拒绝她的要求，但我们家已经有三只宠物狗了。当我与蒂莫西讨论这件事时，他说："你想要短痛还是长痛？"然后他向我解释说，一只小狗是一个影响到未来 15 年的决定，而对女儿说"不"给她造成的失望可能会持续几小时或（在最坏的情况下）几个星期。这听起来很有道理，所以最终我没有答应女儿的请求。

"长痛不如短痛"的原则在我生活的许多方面，从减肥到人际关系都曾帮助过我。每当我看到冰激凌并感到饥渴的时候，我就问自己"我现在所感觉到的饥渴（短痛）值得我冒像我家族中的很多人一样患上肥胖症的风险（长痛）吗"。在工作中，当我需要解聘一名不称职的雇员时，我常常会考虑短痛（让某个人离开的不舒适感）和长痛（需要与一位不称职的雇员打交道，那是持续不断的麻烦事儿）。无论何时，当你发现自己陷入某种困境中进退两难时，请问问自己"短痛还是长痛"。

5. 学会这样一句话："我需要考虑一下，如果我想要，我会找你的。"我的许多病人觉得"不"很难说出口，他们一时冲动说了一个"是"（或"好"）字，结果是最终承担的代价是他们不能负担的、分散了本应投入目标中的时间和精力。有时候他们承担了那么多的事情，以至于最后他们什么事儿也做不了。当你不知道该怎么办时，你不一定要向对方说"不"。一个更好的回答通常是"我需要想一想"或"我需要跟董事会（或全体职员或配偶）谈一谈"。在做出需要你付出时间的决定时，给你自己一些时间，然后问自己这项新的任务或请求是否与你为自己的生活设定的目标相一致。奥普拉·温费瑞（Oprah Winfrey）的两段话可以把这一点说得很清楚。

　　我近来得到的一个最大的教训就是，当你不知道该怎么办时，什么都别做，直到你想清楚该做什么为止，因为很多时候，你觉得好像被按在了一堵墙上，要被迫做出一个决定。你不需要做任何事。如果不知道该怎么办，就什么也别做。

　　我不想说"不"，因为我不想让人们以为我不友好。但这对我来说是我人生中最大的教训：要认识到我自己独自为一件事负责，不需要试图讨好其他人，不要以讨好别人的方式来过自己的生活，总是去做我的心让我去做的事情。

运用这些小技巧来更好地控制你的前额叶皮层和冲动，形成完全专注的状态能使你更接近你的目标，并有助于实现你的全部幸福。

消极想法是怎样生成的

我们碰到了敌人，敌人就是我们自己。

——波戈·波兹姆（Pogo Possum）

　　若干年以前，我为《巡游》（Parade）杂志写了一篇名为《如何改变我们惯常的行为方式》的文章。在这篇文章发表之后，我收到了上万封读者来信，询问关于自我击败行为的更多信息。美国有线电视新闻网（CNN）听到了这一消息后，邀请我参加他们的一个节目。我那时候还从来没有上过电视，但我同意参加这个节目，因为我想，这也许有助于传播我新的工作成果。当我在嘉宾休息室等待开播的时候，我的紧张感开始发作。我不由自主地呼吸急促、心跳加快，我真想逃出演播室。幸运的是，我头脑中那个微小的声音开始嘲笑我并对我说："当碰到此类麻烦的人向你寻求治疗时，你会告诉他们怎么做？"

　　"呼吸，慢慢地呼吸。"恐慌发作的人呼吸会过于急促。放慢你的呼吸，你就开始恢复对自己的控制力。当我放慢自己的呼吸时，我感到自己冷静了许多。

　　我想："不要离开，如果你离开演播室，你将永远都不可能再回来，恐惧将控制你，你将永远也不可能再到电视台做节目。"于是我没有离开。

接下来我想："把进入你大脑的前三个念头记录下来，看看是不是你自己把自己吓住了。如果是这样，反驳你的这些想法。"我的第一个念头是"你会忘掉你自己的名字"。我一写下来就觉得有些可笑，为什么一位采访者要询问一位受邀嘉宾的名字？第二个念头是"你将会口吃"，而第三个念头是"200万观众将认为你是一个白痴"。我自己不禁傻傻笑了起来，难怪想要逃离演播室，我的大脑正在播放一个恐怖片，而我是唯一的观众。

对我来说，幸运的是我知道如何反驳这些想法。你不必相信你的每一个念头。你的思想会撒谎。你产生了一个念头或想法，但并不意味着这个念头或想法是真的。多年来，我一直在向我的病人教授一种被我称为杀死"蚂蚁"疗法的技术。"蚂蚁"是指自动的消极想法（automatic negative thought），它们就像野餐时爬满餐布的蚂蚁一样，你大脑里的"蚂蚁"会毁掉你每天的生活。

在我的工作中，我把杀死"蚂蚁"疗法分成了9种不同的类型。当你是个10多岁的少年时，你是不是很擅长反驳你的父母？我当时是非常擅长的。你需要以同样的方式去学习反驳那些你用来欺骗自己的谎言。

自动的消极想法类型小结

Magnificent
Mind
at Any Age

- ●"总是"思维：过度泛化某种情境，通常以诸如"一直、从未、每个人、每次"这样的词语开始。
- ●专注于消极方面：过于关注某一情境中出现的错误，而忽略了本来能够被解释为积极的事物。
- ●算命：把将来要发生的事往坏处想。
- ●猜度别人的心思：武断地相信你知道别人的想法，尽管别人并没有说什么。
- ●用你的情感思考：相信你的消极情感并从来不加以质疑。
- ●负罪感的打击：以"应当、必须、应该或不得不"这样的词启动自己的思维，产生负罪感。
- ●贴标签：给自己或别人贴上消极的标签。

● 专人格化：给不相干的事情赋予个人含义。

● 指责：为了你生活中的问题而指责别人。

消极思维改变你的大脑和生活

不要让你的想法阻止你拥有杰出的心智。你要学习如何反驳自己的想法。以上所描述的杀死"蚂蚁"疗法并不难。我曾经把这种技术教给了一名9岁的儿童，他患有严重的焦虑症和抑郁症。几周之后他告诉我他感觉好多了。他说："在我的脑壳里有一个蚂蚁的鬼城。"

以下就是引自这名9岁男孩的杀死"蚂蚁"疗法治疗案例。他曾不停地担忧他的妈妈会死去而留下他一个人。对于患有焦虑障碍的儿童来说，这是一个比较普遍的忧虑。我和他一起在办公室里做了"食蚁兽"练习。

表 7-1 　　　　　　　"食蚁兽"练习

自动的消极想法	自动的消极想法类型	食蚁兽（消除自动的消极想法）
我的母亲将会死去并留下我一个人	算命	我根本没法知道这一点。这使我难过，妈妈一定能活很长时间

几乎我们所有人都因为我们的大脑所产生的那些未加质疑的想法，承受着过度的害怕、焦虑、恐惧以及抑郁，而这些感觉显然都是骗人的。带着这些消极的思维模式，人们很难有效地活出人生的精彩，很难建立起和睦的家庭，也很难经营成功的企业。但是，凭我的经验，我们周围的绝大多数人都不自觉地受到"蚂蚁"的侵袭，而他们并没有掌握必要的技能从他们的大脑中除掉这些"烦恼虫"。他们不知道他们苦难的来源就在于他们自己的神经突触之中。

你每时每刻的想法对你的感觉起着主要的作用。支配性的消极想法能使你感觉很糟糕，而积极的、充满希望的想法会让你感觉良好。在本章中，我将对你的思维加以调整。我将教你怎样提升你的大脑功能和找到全部幸福感的真相。下面向大家介绍五个简单的例子，帮助你开始管理你的思维和情绪。

事实 1

你是否知道，每当产生一个念头时，你的大脑会释放化学物质？这就是你大脑的工作方式。你产生了一个念头，你的大脑就会释放化学物质，电信号在你的大脑中传递，然后你就知道你在想什么。念头和想法是真实的，它们对你的感觉和行为有实实在在的影响。就像肌肉一样，你经常加以练习的想法会使你变得更强壮，并成为你所依赖和相信的想法，不管这些想法是好还是坏。

每当你产生一个愤怒、绝望、无助、无价值、悲伤或激惹性的想法时，你的大脑会释放一种消极的化学物质，使你感觉很糟糕。想想你最近的一次狂怒，你身体内部有什么感觉？当绝大多数人愤怒的时候，他们的肌肉变得紧张，他们心跳加速，手心开始出汗，甚至开始感觉到有一点晕眩。对于你的每一个消极想法，你的身体都会有反应。

每当你产生一个快乐的、充满希望的、善意的、乐观的、积极的念头时，你的大脑释放出的化学物质会使你感觉良好。想想最近一次你有一个真正快乐的想法时的情境。你觉得你的身体有什么感觉？当绝大多数人高兴的时候，他们的肌肉放松，他们的心跳速度减缓，他们的手会变干，而他们的呼吸也会变得缓慢。对于你的积极想法，你的身体也会有反应。

医学博士马克·乔治（Mark George，M.D.）在美国国家心理健康学会工作时，在一项关于脑功能的精巧研究中证明了这一现象。他在三种不同的条件下，研究了 10 名普通妇女的脑活动。这三种不同的条件是：思考快乐的想法、思考中性的想法和思考悲伤的想法。在思考快乐想法的过程中，这些妇女表现出情绪性大脑的活动水平降低，而她们感觉更好。在沉浸于悲伤想法的过程中，他注意到她们情绪性大脑的活动水平有了显著提高，这与抑郁症的情况相一致。可见，你的想法确实在起作用。

事实 2

你的身体对你所产生的每一个想法都会有反应。我们是根据多导生理记录仪或测谎设备来发现这一点的。在对一个人进行测谎测验时，被测者的身体被连接到一个设备上。研究者对下述指标加以测量：

- 手的温度
- 血压
- 肌肉紧张度
- 心率
- 呼吸频率
- 手心出了多少汗

接下来主试者开始提问，他会问诸如"你有没有做过那件事儿"这样的问题。如果这个人做过那件事，他的身体就有可能产生一种"应激"反应。比如：

- 手部发冷
- 血压升高
- 肌肉紧张
- 心跳加速
- 呼吸加快
- 手心出汗

几乎就在同时，他的身体会对他的思想做出反应，不管他有没有说任何事。反之亦然。如果他没有做主试者所询问的那件事，他的身体有可能会放松，并可能有反应。比如：

- 手将会变暖
- 血压降低
- 肌肉更为放松
- 心跳放缓
- 呼吸变缓变深
- 手变得更为干燥

再说一遍，你的身体几乎同时会对你的思想做出反应。不仅当有人要求你说出真相时是这样的，你的身体对你的每一个想法都会有反应，不管这想法是与工作、朋友、家庭还是任何其他事情相关。

事实 3

思维具有强大的力量。它们时而能让你的心灵和你的身体感觉良好，时而让你感到糟糕透顶。你身体中的每个细胞都会受到你的每个想法的影响。这就是为什么人们在情绪低落时，会产生各种身体症状，如头痛或胃痛等。有医生认为，有很多消极想法的人更容易得癌症。如果你总是想着好事情，你有可能感觉更好一些。

把你的身体看成一个生态系统。一个生态系统包含环境中的所有事物，包括水、土地、汽车、人、动物、植被、房屋、填埋于地下的垃圾等。消极想法就像是你的生态系统中的污染物，也会污染着你的心灵和身体。

事实 4

除非你对自己的想法加以思考，否则它们会自动产生或"自然发生"。因为它们自然发生，它们就不一定是正确的。你的想法并不总是符合真相，有时候它们会欺骗你。我曾经治疗过一个大学生，他认为自己很愚蠢，因为他的考试成绩不好。但是当我们对他进行测试后却发现他的智商为 135，是很聪明的。你不必相信每一个在你大脑中闪现的念头。重要的是要检视你的想法和念头，看它们是在帮助你还是在伤害你。不幸的是，如果你从不挑战你的想法，你自然会相信它们，就像它们是真的一样。

事实 5

你可以学习消灭每种自动的消极想法的方法，并以积极的想法代替它们，这些积极想法不一定是"天上掉馅儿饼"式的幻想，而应当是真实准确的想法，能给予你安宁、鼓励，并对你当前的状况有一个正确的评估。如果你能够相信并实践这一技能，仅凭这一技能就足以完全改变你的生活。一旦你了解了你的各种想法，你就能够选择那些好的想法并感觉良好，或者你也可以选择那些坏的想法并感到很糟糕。一切全凭你自己！你可以学习如何改变你的想法并改变你的感受。学习如何改变你的想法的一条途径就是，当它们消极时，注意到它们并予以反驳。如果你能校正你的消极想法，它们就失去了控制你的力量。如果你任由消极想法产生而不挑战它们，你的心灵就会相信它们，而你的身体就会对它们做出反应。

当你注意到这些自动的消极想法时，你应当消灭它们，否则它们将毁掉你的人际关系、你的自尊以及你的个人能力。所以，这项练习就是这样的：每当你感到悲伤、狂怒或紧张时，写下你头脑中自动产生的想法。如果这些想法中有任何消极的，问自己哪些是自动的消极想法，它们是哪种类型的自动的消极想法。然后通过反驳的方式来消灭这些自动的消极想法。你不必相信产生于你头脑中的每一个想法！实际上，如果你相信了，它们一定不会让你好过。

杀死"蚂蚁"的方法

转念作业：另一种技术

什么是转念作业？这套方法是：先写下困扰我们的任何想法或我们用以判定别人的任何想法，然后自己问自己 4 个问题，再反转过来。其目标与其说是积极思考，不如说是准确思考。4 个问题分别如下：

1. 它是真的吗？（那个使我紧张的想法或消极想法是真的吗？）

2. 我能确切知道它是真的吗？

3. 在相信了这一想法之后，我如何做出反应？

4. 没有这一想法我会成为一个什么样的人？或如果我没有这一想法，我会有怎样的感受？

在回答了这 4 个问题之后，你再回到那个原始想法并完全转向其反面，问自己，与那个使你痛苦的原始想法相对立的想法是假的还是更为真实的？然后，把那个原始想法翻转过来并运用于你自己（那与原始想法相对立的想法如何运用于我个人）。当这一想法涉及他人时，将其运用于那个人（相反的想法如何运用于他人）。

转念作业也是非常强大的，容易学习并且非常有效。

例如，我有一个举止温和的病人名叫尼利，他很爱女朋友。他的女朋友美丽、聪明、热情、大方，但影响他们感情的问题是他女朋友的心情会突然变得很坏，像飓风一样猛烈而且变化无常。当她心情不好的时候，她会对尼利大发脾气，从他的赚钱能力数落到他对服装的品位，处处挑他的毛病。她指责他自私、指责他低估了她，她经常让他的生活过得很不是滋味。可以想象的是，尼利经常生活在恐惧和紧张之中。每当他的女朋友发脾气时，他就会感到头痛和胃痛。尼利的女朋友简直要让他烦透了（最终他病倒了）！

在尼利思想的某一个部分，他知道是该结束这段关系了，但他感到无力分手，因为他还在爱着女朋友。

我让尼利从这样一句陈述中开始了转念作业："我不想与我女朋友分手"。

那好，当我问他这是否是真的时，他立即回答："不，我必须离开她，因为这段关系让我烦死了。"

好的，但是他是否非常肯定地知道这一点呢？他开玩笑说："我有精神科医生的账单来证明这一点。"接着他说："但是说真的，有时候我确实觉得自己快要发疯了。"

但是当想到"我不想和她分手"时，他会有什么反应呢？

"我的手心开始出汗，我感到全身肌肉紧张，我紧张得不行了。"

我请尼利把那想法反转过来，并找出三个例子来看看这一想法是否比原来令人紧张的想法更为真实。

"我确实想要与我的女朋友分手，那种总是走在鸡蛋壳上的感觉令我厌倦。我讨厌每当她发脾气时我就会有泛胃酸的感觉。虽然我爱她，但她损害到了我的健康，我想没有她我会更好些。"他得出了这样的结论。

问4个问题然后再做一次转念，这能帮助尼利认识到，为了重新获得心灵的宁静、健康和自由，他必须与他的女朋友分手。当他最终告诉她他必须结束这段关系时，尼利感到他卸下了生活中的一个沉重负担，他的头痛和胃痛消失了，他带着更为强烈的自我感觉重新开始约会。

如果你想要认识你自己，写下那些让你紧张的想法，回答4个问题，然后针对另一个人把那想法反转过来。在一开始时把转念工作指向别人，你很快就会看到，在你之外的所有事情都反映着你自己的思想。是的，你的思想全都是与你有关的，并且这些思想经常是与你的现实（或"真实存在"）相分离的。这种思考和质问你的思想或想法的策略和方法，是直接在你生活的现实上放置了一个特写镜头。这是一件好事，因为真相总能给你自由。

🎖 心灵法庭上的真相

还有一项练习，我的许多病人发现这项练习对于镇压他们头脑中的批评以及加强他们的自尊很有帮助。我把这项练习称为"心灵法庭上的真相"。这项练习需要一点点努力，但却值得你花时间去尝试。请按照以下的步骤进行。

1. 拿出一张纸，画出一个法庭的场景。有法官、检察官、辩护人、书记员、证人席以及陪审团席。这是头脑中不同声音的形象表征。

2. 选择你在心理上指责自己的一项罪过。它可以是你感到有负罪感的任何事情，或者是你实际做过的以及使你感到着愧的任何事情。

3. 把你自己放在审判中。实际是开始写出审判的对话，有检察官和辩护人的第一次发言，传唤证人，提出反对意见。刚开始时，请注意你的内部检察官的力量。不管怎么说，这些年来他一直都在指责你。然而，当你开始记录整个审判时，你将开始注意到你的检察官在法庭上所说的谎言。他歪曲事实真相，使你更难堪。

4. 让你的辩护律师更有力量。尽管是你假想中的律师，也要让他以高大的形象站在法庭上，并滔滔不绝地为你辩护而不是默不做声。聘用世界上最好的律师来为你辩护。你值得请最好的律师。

5. 重复这项练习，直到你的辩护律师足够强大为止。

当你在纸上做这项练习数次之后，开始在你的大脑中想象这一场景：识别出你内心那些指责的声音（你能否把它们与你过去的指控者相匹配），识别并加大那些支持你并为你辩护的声音。我们的检察官们也可以为了我们的最大利益而工作。检察官提出需要我们注意的重要问题，以此来帮助我们。他们这样做是要能够帮助我们从过去的错误中学习，而不是因为这些错误来打击我们。这些内在的声音对我们的行为做出的评论可能会提高我们成功的机会，也可能会使我们丧失成功的机会。训练你内在的声音以符合你最大利益的方式来工作。不管怎么说，它们都是你自己的声音，让它们处于你的控制之下。

🎖 关于感恩的真理

当你把注意力集中在你生活中那些让你心怀感激的事情上时，你大脑的工作状态实际上会更好一些。心理学家诺埃尔·纳尔逊（Noelle Nelson）和我做过一项关于感激和欣赏的研究。她在写一本名为《欣赏的力量》（*The Power of Appreciation*）的书的过程中，我给她的大脑做了两次扫描。第一次对她扫描是冥想生活中所有让她心怀感激的事 30 分钟后完成的。几天之后，我又对她的大脑扫描了一次，这次是让她冥想生活中最担心的事。她非常认真地做了这项练习。她担心的一件事是，如果她的狗病了，她不能工作，会发生什么事。她有一连串担心的想法。

> 如果我的狗病了，我不能去工作，因为我得待在家里照顾它。
> 但是，如果我不去工作，我就会失业。
> 如果我失业，我就没有足够的钱带着我的狗去看兽医，那它很可能会死掉。
> 如果我的狗死了，我会伤心欲绝而我仍然不能回去工作。
> 然后，我会失去我的家，成为一个无家可归者。

当一个运动员认为他将失败时，有可能他真的会失败。我现在已经有证据证明，消极思维实际上关闭了大脑的协调部分。而其他受到影响的大脑区域有颞叶，尤其是左颞叶。颞叶与情绪、记忆和脾气控制有关。这部分的大脑出现的问题与某些类型的抑郁、阴暗思想、暴力以及记忆问题相联系。在诺埃尔的脑成像扫描中，当她感恩时，她的颞叶看起来是健康的，当她恐吓自己时，她的颞叶区域活动大大减少。消极思维模式以消极的方式影响着大脑。有一颗感恩的心确实有助于改善你的大脑健康。

以下就是这一方法的练习：**每天写出你心怀感激的 5 件事情。**写出这些事本身能够固化它们在你大脑中的存在。凭我的经验，坚持每天做这项练习可以使抑郁症患者服用较少的抗抑郁类药物。其他研究者也已经发现那些有规律地表达他们的感激的人能更健康、更乐观，在向目标前进的过程中能取得更大的进展、有更强的幸福感，也更乐于助人。有规律地练习感恩的医生实际上更能为病人做出正确的诊断。

当你告诉自己真相时，你的大脑会处于更好的工作状态，你的感情和所做之事中都会有更多的快乐。运用"食蚁兽"练习、转念作业，再加上一位能干的内部辩护"律师"以及专注于感恩，这些都是保持大脑健康的基本技能，这些技能还能鼓励你在自己所从事的任何事情中取得成功。

钻牛角尖是怎么回事儿

> 拐弯的地方并不是路的终点，但当你拐不过弯时它就是终点。
>
> ——佚名

被卡住以后

对于那些在人际关系中、工作中或在自己的内心世界里遭遇困难的人来说，被卡住了而不能前进，沉湎于过去不能自拔，或不能在当下调整心理挡位是一些常见的问题。对于他们来说，改变是很难的。大脑就像一辆车或一条船，具有各种调整挡位的机制。当一架引擎被卡在了头挡上，它会耗费掉过多的能量而隆隆作响，车也不能开出很远。当一架引擎被卡在了后退挡上时，那真是危险。顺利地换挡是你一路顺风的前提条件。同样，当你的大脑钻牛角尖的时候，你会消耗太多的能量，虽然你可以大吼大叫，但你的生活不会有很大的进展。不能及时转移你的注意力可能会导致灾难性的结果并抑制改变。

通过数十年的临床实践和工作上的业务需要，我曾经见过各种类型的人的大脑图。他们以不同的方式钻牛角尖，要么被卡在过去，要么被卡在现在或被卡在未来，而做出健康的改变已经成为不可能。以下就是几个例子：

- 被卡在过去：心怀怨恨，不能原谅，执着于情绪性的痛苦或悔恨；有未经化解的悲伤或创伤；由于重复判断他们自己过去的行为而表现出低自尊。在工作岗位上，严格执行公司一直遵循的办事方式，尽管这些方式可能已经过时或可能对业务发展有害。

- 被卡在现在：好对抗，喜辩论；必须按照他们自己的办法行事；不善于合作且自私自利；感到陷入困难的人际关系、压力很大的工作以及一种瘾嗜或痴迷中而不能自拔。在工作岗位上，僵化地执行政策或程序而不能灵活机变。

- 被卡在未来：对个人来说，忧虑、害怕、预测最坏的结果并且表现出无安全感。在工作岗位上，因为害怕失败而不能承担适当的风险，总是对未来心怀恐惧，过于保守。

当你被卡在了某个位置上，你的生活就会停滞不前。工作、家庭以及个人的成功都需要你具有变化性、灵活性以及做出转变的能力。能够在你的生活道路上平滑移动是杰出心智的一种能力。这种能力与我们先前讨论过的大脑的一个区域存在着关联，这一区域被称为前扣前回，它是大脑的换挡装置（见图8-1）。

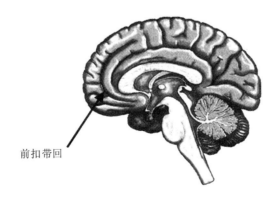

前扣带回

图8-1　前扣带回位置示意图

前扣带回与认知灵活性有关，它帮助人们把注意力从一项任务向另一项任务转移，从一个观点向另一个观点转移。当大脑的这一部分健康时，人们就能够看到各种情境中的不同选择，能够随机应变，并很容易地从一个观点转向另一个观点，同时，他们也更容易接纳别人并与别人合作。当前扣带回的活动水平低时，人们就会有注意力的问题。我们对注意力缺陷多动障碍患者进行了脑成像研究，结果发现，他们前扣带回的活动水平都低。当前扣带回被损害或损伤时，有些人会形成一种"运动不能性缄默症"，这种症状与低动机和寡言少语有关。当前扣带回活动水平高时，人们转移注意力就会有困难，并容易执着于消极想法或重复性行为。钻牛角尖可能会产生这样一些问题：不灵活、僵化、易对抗、好争论、转移注意力有困难、忧虑、心怀怨恨等，甚至会产生强迫性思想或强迫性行为。前扣带回活动水平高的人很难灵活变化，当事情不能按照他们所期望的方向发展时，他们很难接受现实。当与前扣带回活动水平高的人在一起时，人们常常会感到被贬低或受到控制。

前扣带回还与错误侦测有关。当前扣带回健康时，若事情出了差错或做得不合适时，人们会注意到并努力去纠正这些错误。当前扣带回工作得太起劲儿时，任何差错都会使人抓狂。前扣带回活动水平高的人，可能会很容易注意到他们生活中出了什么差错，并让他们所爱的人以及和他们一起工作的人因必须要达到尽善尽美而感到压力。这可以是一个健康的特质，但当这种特质失去控制的时候，它也可能会毁掉一个人的生活。例如，我曾经见到过一个神经外科医生，他在工作中是一个技术天才，但他的家庭生活却是一场灾难。他要求她的妻子和孩子必须尽善尽美。当他的妻子最终离开他的时候，他跟踪她。他不能把她赶出自己的头脑，他觉得为了自己感觉良好，她必须回家。

前扣带回的活动水平高与大脑中缺乏神经递质 5- 羟色胺有关。实际上，在脑扫描的研究中我们发现，增加 5- 羟色胺的药物，如选择性 5- 羟色胺再摄取抑制剂（SSRIs）等，能够使大脑的这部分冷静下来。许多精神障碍会导致患者的前扣带回过度兴奋，包括强迫障碍、创伤后应激障碍、各种瘾嗜、对立违抗性障碍、强迫型人格障碍、各种泛自闭症障碍以及某些特定类型的抑郁。选择性 5- 羟色胺再摄取抑制剂可用来治疗所有类型的障碍，但疗效各不相同。尽管这些疾患的表现千差万别，但它们却有共同的基本特点，即被卡在某个地方、呆板僵化、不能随机应变、转移注意力有困难等。强迫障碍患者卡在了一些可怕的强迫性想法或重复性行为上不能自拔，比如不断地检查、计算或清洗等；创伤后应激障碍的患者陷入过往的灾难性事件中不能自拔；瘾君子沉溺于他们所喜好的毒品；对立违抗性障碍的患者被卡在了争论和对别人说"不"的行为模式上；强迫型人格障碍的患者被卡在了按照他们自己的方式行事的需要当中。各种泛自闭症障碍的患者被卡在了各种仪式性的行为上，而某些特定类型抑郁症的患者被卡在了他们过往的失败之中。

在我们的周围就可以发现不少被卡在僵化的思维模式和行为之中的事例。也许在你自己的生活中就可以发现一些这样的事例。下面就是一些简短事例，来看看那些被"卡"住的人可能会说些什么话。

- 我讨厌离婚（离婚8年之后说的）。
- 我必须得按照我的方式办这个事儿。
- 几年前你伤害过我，而我永远也不会忘记。
- 我永远都不会原谅你。
- 再也不会像从前那样。
- 我总是在忧心忡忡。
- 我不能把坏想法从头脑中清除出去。
- 按照我的方式来做。
- 我不能改变，事情就应该是这个样子的。
- 这是你的错。
- 我不同意你的看法。
- 不、不、不。我不会这样做。我不想这样做，你不能让我这样做。
- 我对你有很多不满。
- 我最恨的人就是你。
- 这件事永远都不会改变。

与那些钻牛角尖的人一起生活或工作的人会说这样的话：

- 他不会原谅，也不会忘记。

- 她总是谈起很多年前的事情。

- 所有的事都得按照他的想法来。

- 他从来都不会说自己很抱歉。

- 当她因为一件事而怀恨在心，她永远都不能释怀。

- 他从来都不会扔掉任何东西。

- 他不喜欢尝试新事物。

- 她很刻板。

- 当一件事情不完美时，他会把它看得一无是处。

- 我不去帮她，因为我必须得严格按照她的方式去做，要不然她就会颤抖
  抽搐。

- 我每说一件事，他都要跟我争论。

- 她总是容易有对立情绪。

让我们通过 3 个详细的案例，来了解为什么钻牛角尖的人不能实现他们的梦想。

8 岁的菲利普被他的爸爸妈妈带到了我的诊所，因为他发起脾气来很吓人，并可以不断持续下去，有时候长达几个小时。在这次预约门诊的前一个星期，他的爸妈带他去迪士尼乐园为他庆祝生日，想要给他一个惊喜。菲利普以前一直喜欢这个魔幻大陆，他的爸妈本来以为他会兴奋地尖叫起来。但是他们犯了一个错误，那就是给他一个惊喜。菲利普的大脑非常刻板，他需要事情以特定的方式发生，否则他就会感到很不开心，有时候这种不开心会发展为暴力。他需要知道他应当期望什么以及变化发生的时间。当汽车载着他们一家人进入迪士尼乐园的辛巴停车场时，菲利普大发脾气，哭闹持续了 3 个小时。他的爸妈没法儿安慰他，也没法儿让他安静下来，最后只好开着车回家了。他就这样度过了一个不愉快的生日。

听这个故事时，我感到惊愕。不是因为我过去听到的这样的故事不够多，而是因为一周之前我刚刚治疗过一个和他很相似的小孩。这个小孩以完全相

同的方式在迪士尼乐园哭闹了几个小时。我想，米老鼠一定不想再见到他们了。我看着菲利普问他为什么会不开心，他说他不知道。我问他是不是喜欢迪士尼乐园，他说是。我再次问他是不是能肯定自己喜欢，他说是。然后我告诉他，即使不喜欢迪士尼乐园也很正常。那里有那么多长长的绳索，游人也很多。菲利普看着我就好像在说："可怜的亚蒙大夫，他就是不明白。"然后他告诉我："我喜欢迪士尼乐园，我也不知道我为什么会抓狂。"

我把菲利普诊断为艾斯伯格综合征，这是一种高功能的泛自闭症障碍，其特点为刻板的思维模式。脑成像图显示在他的前扣带回有着异常剧烈的活动。泛自闭症障碍的特点是认知和情绪的不灵活性。患有泛自闭症障碍的人被卡在了消极想法和行为中，在很大程度上和强迫症患者一样。他们经常会表现为必须要以自己的方式行事。表面看来，他们显得有些自私，但他们的问题不是自私，而是不灵活。他们的大脑被卡住了。

克莉斯汀和提姆来看我的时候，他们已经结婚5年了。他们几乎每周都要吵架，有时候是因为金钱和性，而有时候看起来则是没有任何理由的争吵。在评估了这对夫妇之后，我发现他们都非常僵化、不灵活。他们都想以自己的方式行事，一点都不愿意妥协。我以前曾经许多次见过这种模式。克莉斯汀是一名护士，她成长在一个酗酒的家庭之中，一直存在着焦虑、抑郁以及过度忧虑等问题。在家里，每一样东西都有一个确定的地方，当东西不在她认为适当的地方时，她就很不开心。"洁癖"是她在生活中听到过很多次的一个词语。提姆是一名诉讼律师，他赚了很多钱但人们很难与他相处。他用过许多助手，不管是在家里还是在工作中，他都喜欢争论，而在克莉斯汀的眼里，他有些自恋且有些自私。在对他们的前几次咨询中，我感到自己就像是拳击比赛中的裁判一样。他们总是互相指责，总是从自己的角度看问题。他们都很难倾听对方，而对对方的怨言却总是有一箩筐。

像克莉斯汀和提姆这类人会让多数的婚姻治疗师感到头痛，而我是他们来看的第4位婚姻治疗师，我想我能应付他们，因为我有一个秘密武器。看到他们两个人的脑成像图，我发现他们的前扣带回都过于兴奋。在一些主要的方面他们都有一些像菲利普：刻板、不灵活，需要以他们自己的方式行事。为了帮助这对夫妇，我必须要平衡他们的大脑，不然他们注定最终不会幸福甚至离婚。不仅仅是在这段婚姻中，即使将来与别人结婚他们仍会面对这样的问题。当他们看到了自己的脑成像图之后，都理解了彼此的困境，双方开始积极配合治疗。更幸福的婚姻是与更健康的大脑相联系的。

莱斯在工作中一定要当老板，因为他永远都没法儿给别人打工。他手下的员工要么按照他说的办，要么走人。他把他的食杂货批发企业以不菲的价格卖给了一家更大的公司，尽管他同意继续留在公司3年时间，但他还是在8个月之后离开了。虽然经济上损失了不少，但莱斯不用再耐着性子与他的新管理团队争吵了。每当他们与他发生意见上的分歧时，他就认为其他人是白痴；他不断地争吵，不断地为公司忧虑。管理团队认为莱斯的傲慢没有任何道理，认为他喜欢与人对着干，听不进别人的话，而且很难相处。在生活中，莱斯离婚了，他与自己唯一的儿子关系很不和。他的前妻经常告诉他，说他很自私，说他总是把怨仇和伤害记在心里，多年后还不能释怀。在离开了他的公司之后，莱斯患了抑郁症。因为他的妹妹接受过我们的治疗，于是，她就把他介绍到了我们的诊所。和菲利普、克莉斯汀以及提姆一样，他的脑成像图显示他的前扣带回活动水平过高。他那时候刻板、不灵活、忧心忡忡并且独来独往。

这3个个案是绝佳的例子，说明了钻牛角尖、大发脾气、争吵以及自我破坏是怎么回事。让我们再来看一个例子，来了解钻牛角尖是如何制造麻烦的。

威尔逊是一家医疗保险公司的信息技术管理员，他的婚姻出现了危机。他和他的妻子在越来越多的事情上发生分歧，看起来他们渐行渐远。威尔逊对他们将来的共同生活感到担忧。在工作中，他越来越容易分心，他不能在头脑中放下他的家庭问题。原先，他的上司把他看成一颗冉冉升起的新星，因为他聪明、勤奋，他对公司的士气和盈利能力有很大的贡献。后来，由于好几项重要的工作都没有完成，他们开始怀疑晋升威尔逊是不是明智。按照他们的雇员帮助计划（EAP），他们建议威尔逊来找我。很多雇员一开始都会对这种建议感到反感，但威尔逊的思想相当开放，他对治疗感兴趣。他为他的婚姻问题感到忧虑，并渴望得到帮助以解决这些问题，以便他能把这些引发焦虑的想法从大脑中赶走。我教他如何清除那些反复出现的消极想法，如何在工作中集中精力以及如何改善与妻子间的交流方式。威尔逊几乎因为卡在这些令人紧张的想法上而失去他的职位，但他开放的精神拯救了他。

润滑大脑中的传动装置

你的前扣带回需要平衡，必要时能够换挡是非常关键的。要不然你就会大发脾气、与你爱的人打架、做出错误的财务决定、在工作中犯错误，或者由于某个不那么细心的人说了一句伤人的话而感到倍受折磨。当然，过于匆忙地换挡会使你分心。当困难出现时，你可能就不会坚持朝你的目标前进。在我们的人生道路上，我们需要保持健康的平衡状态，这样，我们才能坚持走自己的路，但也能够在适当的时候转弯。以下 7 个步骤能够帮助你在专注于重要目标的同时，更加灵活机变。

1. 保持你大脑的平衡

如果你或你爱的某个人容易抗拒改变，容易陷入消极想法或消极行为而不能自拔，或刻板僵化而且喜欢对抗，那么有可能是大脑需要增加神经递质5-羟色胺。自然方法和药物方法均可提高这种重要的化学物质，其中包括有氧运动、营养学策略、补充剂策略以及药物治疗等。在消除忧虑和增加大脑灵活性方面，锻炼非常有好处。锻炼的作用在于增加大脑中 L- 色氨酸的含量，而 L- 色氨酸是形成 5- 羟色胺的重要氨基酸。L- 色氨酸是一种相对较小的氨基酸，在与各种较大的氨基酸相竞争进入大脑的时候会有困难。而在锻炼的时候，各种较大的氨基酸被肌肉组织所吸收利用，使血流中较大氨基酸的含量减少。如此，L- 色氨酸便能够更容易地进入大脑并提高大脑中 5- 羟色胺的水平。另外，锻炼有助于改善你的活力并帮助你转移注意力，不再陷入那些循环出现的坏想法中。当你情绪低落或不能把一些想法从头脑中赶出去时，最好是跑步、快步行走较长的时间或去打网球。

凭借饮食提高 5- 羟色胺水平有两个途径。美国麻省理工学院的研究者们认为，诸如各种意大利面食、土豆、面包、面粉糕饼、咸饼干、糖果以及爆米花等含有碳水化合物的食物都能暂时性地增加血液中 L- 色氨酸的含量，导致更多的 L- 色氨酸进入大脑，然后在大脑中转化成 5- 羟色胺。在吃了这些食物之后的 30 分钟以内，你就能够感觉到 5- 羟色胺的冷静效果。当然了，问题在于由于你不断地想要重复这种积极的感受，你就会不断吃这类食物，而这是不健康的。通过进食富含色氨酸的食物，如火鸡、花生酱、鸡蛋、绿豆、土豆以及牛奶等，也可以提高大脑的 5- 羟色胺水平。许多人由于食用低 L- 色氨酸的配餐而在不知不觉中引发了刻板认知和心境问题。例如，我为低多巴胺状态（与前额叶皮层活动水平过低相关）推荐的高蛋白、低碳水化合物的配餐常常会恶化前扣带回的问题。

在短期内，当和你在一起的某个人情绪低落或被卡在某个位置上的时候，给他一个小甜饼，也许在几分钟之内他就能变得更为灵活。如果你想要玩弄一点权谋，你可以在谈生意的会议上利用食物来操纵环境。如果你需要人们聚精会神于会议，可提供一些富含蛋白质的食物，如坚果和奶酪。如果你希望他们多一些合作精神，少一些争论，可以提供一些小甜饼。

营养补充剂也有帮助，如我们在第 6 章、第 7 章中已经讨论过的 5- 羟基色氨酸、肌醇以及贯叶连翘等。

我的朋友和同事巴里·柴汀（Barry Chaitin）是加州大学欧文分校精神病学系的主任。他认为像百忧解这样的药物可能会润滑那些爱钻牛角尖的病人的"换挡器"，帮助他们变得较为灵活机变。选择性 5- 羟色胺再摄取抑制剂药物，如百忧解（Prozac）、左洛复（Zoloft）、兰释（Luvox）、西酞普兰（Celexa）和依地普仑（Lexapro）等，对于大脑这部分的过度活跃能够产生非常有益的镇静作用。但由于药物治疗有副作用而且较为昂贵，我倾向于推荐首先使用锻炼、配餐干预和天然补充剂，但要不要使用药物治疗还取决于临床病情的严重程度。

2. 当你钻牛角尖时，分散你的注意力，稍后再回到这一问题上来

有一个非常有益的办法可以帮助我们从消极想法或行为的状态中走出来，那就是当你钻牛角尖时注意到这一现象并分散自己的注意力。觉察到那些不断出现的想法是控制这些想法的关键步骤。无论何时，当你发现那些想法"咬着尾巴转圈"时，分散自己的注意力。分心是一种非常有益的方法。它能在情境中给予你力量和手段。我的一些前扣带回患者发现，把他们能够做的、用来分心的所有事情列一个清单是很有帮助的，这些事情能帮他们摆脱一些想法的干扰。以下就是一些例子：

- 唱一首最喜欢的歌。
- 听那些能让你感到积极的音乐。
- 出去散步。
- 做一些家务杂事儿。
- 逗宠物玩。
- 进行结构化的冥想。
- 专注于一个词语，不要让其他想法进入你的思想。

如果你允许那些重复性想法一遍又一遍地在你脑子里浮现，它们会变得更坏并有更大的能量控制你。如果你积极地分散自己对这些想法的注意力或把它们堵在外面，过一段时间它们就会失去对你的控制力并慢慢消失。

3. 在不由自主地说"不"之前，先通过思考得出结论

前面已经说过了，前扣带回有问题的患者会有不由自主地说"不"的倾向。我们要与这种倾向斗争。在以一种否定的方式回答问题或对请求做出回应之前，深深地吸一口气，先想一想说"不"是否真是当时情境下最大的利益。深深地吸一口气，屏住呼吸几秒钟，然后再慢慢地呼气，经常会对你很有帮助，能够让你有更多的时间做出回应。利用深呼吸的时间问自己是不是真的想要拒绝他人；确定说"不"并继续手头上的事情是否符合你最大的利益，

或者是否接近他人更符合你的最大利益。那脱口而出的"不"字已经毁掉了很多关系，如果你真的想说"不"，给自己足够的时间问问自己。

4. 当你感到自己钻牛角尖时，写出你的选项和答案

每当你感到固着于一个想法时，把它写出来常常很有帮助。把一个想法写出来就是把它从你的脑子里拿出来。当你看到一个想法呈现在一张纸上时，你就能以一种理性的方式来对待它。当这些想法使你难以入眠时，在你的床头柜上放一支笔和一张纸。当你写下一个坚持不放的想法时，列出一个你能对它做些什么的清单和一个你对它不能做什么的清单。例如，如果你为工作中能不能得到晋升而感到忧虑，请按照下面的方法做：

- 写出这个想法：我担心自己能否得到工作中的这次晋升。
- 列出一个能够对这一担心做些什么的清单。
- 我可以尽力干好每一项工作。
- 我将继续发扬我的可信、努力工作和有创造性等优点。
- 我将确保老板知道我想要得到这次晋升。
- 我将以一种自信，而不是吹牛的方式确保老板知道我对公司的贡献。
- 列出一个不能对这一担心做什么的清单。
- 我不能为老板做出决定。
- 虽然我很希望自己得到提升，但我未必能得到提升。
- 我不能确保这次晋升一定会是我的，忧虑是没有用的。
- 虽然我确实可能通过我的态度和业绩对晋升程序施加很多影响，但我不能这样做。

运用这一简单的练习，就可以解除那些使你难以入眠、神经紧张的想法。

5. 当你感到自己钻牛角尖时，寻求他人的建议

如果你想要除掉这些重复想法的所有努力都不成功时，听取别人的建议通常是有帮助的。找一个人跟他讨论一下你的忧虑、恐惧或重复性行为对你

将是很有帮助的。多年来，当遇到一些我不得不去面对的问题时，我都会寻求精神导师的帮助。其他人可以是一块"共鸣板"，他们可以帮助你看到不同的选项并帮你检视你的想法是否符合客观实际。

6. 当你与对抗型的人打交道时，不要对他们的对抗言行做出过度反应

不要试图说服一个钻牛角尖的人。如果你们僵持在了一场争论当中，暂停一下，暂停 10 分钟、10 个小时，甚至 10 天。我给夫妻们提供的最好的一条婚姻建议就是"学习如何去卫生间"。当你看到伴侣的前扣带回开始兴奋，并且开始一次又一次地重复一个观点，暂时离开一会儿，就说你要去卫生间。当你和一个人卷入了一场重复性的、消极的争论时，分散一下你的注意力，当你再次回来的时候你常常会发现解决问题的方法。

杰姬因为婚姻问题来找我。她的丈夫出差在外，不能参加我们的很多次对谈。在个别咨询中，我看到杰姬经常被卡在她的看法上，对行为几乎不能做出替代性的解释。她丈夫报怨的也是同样的事。他说杰姬会絮絮叨叨地说一件事达几个小时，而他说的话却一点儿都听不进去。当我认识到这是杰姬的模式时，我运用了我描述为"战斗或逃跑"的模型。当杰姬抱怨她的丈夫不关心她时，我不由得说，那是不是因为他感到她听不进他的意见。杰姬立即反驳说我错了。她说自己是一个很好的倾听者，我没有与她争吵而是继续与她谈了一会儿其他的事情。在下一次的咨询中，杰姬开始谈论她如何更多地倾听自己的丈夫。由于我没有与她进行长时间的争论，所以我说的话被她的潜意识听进去了。

对于十几岁的少年来说，这通常是一个很有用的方法。作为长大成人这一自然过程的一部分，许多少年喜欢与父母争辩或反对他们的父母。我告诉这些父母可以不必与他们十几岁的孩子争执，只需要简单地说明他们自己的观点，然后再转移到其他的话题上去。重要的问题以后可以再多次讨论。

7. 使用"归谬请求"

还记得"逆反心理"吗？归谬建议和归谬干预作为一种治疗方法已经被心理治疗师运用很多年了。人们给这些干预方法起了很多名字，如"反向建议""否定性治疗""归谬意图""混淆技术""宣告绝望""限制改变""指导回复原状""治疗性双盲"等。基本上，它们都是提出与想要的反应相反的建议。我的观点是，它们对有前扣带回问题的人疗效最好。

对于那些失眠的来访者，一个最为常见的归谬性建议就是"躺在床上尽可能长时间地保持清醒"。对于那些由于焦虑而不能在公共卫生间小便的男性患者，心理学家阿斯克（Ascher）和特纳（Turner）的治疗方法就是指导他们进入卫生间，并且完成需要做的事。随着不断尝试，他们就能够战胜在公共厕所小便的恐惧了。

在个人的层面上，无论何时，如果你想要一位有前扣带回问题的人为你做一件事情，最好是能让这件事情看起来是他自己的主意，不要直接要求很多事情，因为他很有可能会让你失望。让这个人自己投入，得到他的反馈。在告诉他这是一项要求之前，让他自己承诺去做某些特定的事情。以下是一些例子：

- 如果你想要跟某个人一起吃一顿饭，最好是询问他觉得什么时间比较好，而不是直接告诉他在某个时间见面。
- 如果你想要一个拥抱，最好说"你大概不会想要给我一个拥抱吧"。
- 如果你想要他和你一起去商店，最好说"你可能不会想要和我一起去吧"。
- 如果你想要某个人在下周四完成一份报告，最好说"你恐怕不能在下周四之前完成这份报告吧"。
- 如果你想要一个孩子服从你的要求而不给你制造麻烦，最好说"你大概不愿意开开心心地去做这件事，对吧"。

这7个步骤会帮助你更灵活地与他人沟通，而灵活性是杰出心智的另一个关键要素。

抗压能力是怎样养成的

> 如果我有一个绕开麻烦的公式，我不会把它告诉别人。这对别人没有好处。麻烦会创造出一种处理麻烦的能力。
>
> ——奥利弗·霍姆斯（Oliver Wendell Holmes）

当克里斯来找我的时候，他正在遭受着焦虑和呼吸困难。他16岁，患有眼-耳-脊柱发育不良综合征（Goldenhar Syndrome），这意味着他生来就没有左下颚骨。为了校正他的畸形，他已经接受了21次手术，其中包括自体骨移植。他的脸上布满疤痕，就像一个老旧的铁路调车场一样。当他躺在手术台上，身上被插上管子准备进行最后两次手术时，他开始恐慌发作。他的妈妈玛丽亚非常不安，因为克里斯以前一直是一个适应力非常强的孩子，于是她带克里斯来我这儿接受心理治疗。他至少还要接受两次手术。经过了几次放松训练和催眠，就很容易消除他的焦虑。

随着我对克里斯的了解，我开始相信，虽然他在第20次手术时产生了焦虑反应，但他是我曾经遇到过的最健康的人。他曾经是班长，他的成绩单上曾经一律是A，他有一个喜欢的女朋友。尽管经过了多次手术，他的面部已经变形，但对于他的未来，他有着非常明确的目标和积极的态度。

在克里斯的焦虑消除之后的几个月里，我继续帮他治疗，但没有收取任何费用。我感到非常好奇，很想知道尽管他的境遇如此不幸，他为什么还能如此健康。我的其他一些病人，他们所面对的应激情境和挑战远不及他，但在精神上却完全垮掉了。

精神病学家罗伯特·帕斯诺（Robert Pasnau）曾经担任过美国精神科研究协会的主席。有一次，在我的一个培训项目中，他给住院医生讲过课。在一次讲课时他谈到了"应对"需要的三个要素：信息、控制感以及自尊。克里斯显然有高自尊。他知道正在发生的事情，他很清楚他的病情，并且知道必须要做什么。他的焦虑是在他感到仿佛失去了控制感时发作的。医生事先并没有告诉他要给他插管（这是指在麻醉和手术期间把一个金属管插到你的喉咙里以保证呼吸道的畅通）。在第 20 次手术中，麻醉师并没有给他服用足够的麻药，当他知道管子插在他的喉咙里时，他感到恐慌，感到失去了控制。

抗打击能力要从孩子做起

研究表明，经历过极端并且不能控制的应激（如身体虐待和性虐待）的儿童，更有可能在以后的生活中遭受焦虑和抑郁，并且在压力面前更为脆弱。刚出生时，大脑对应激事件做出反应和适应的能力实际上是有相当大的灵活性的。而长期暴露于应激激素的影响之下，海马区的细胞会死亡。海马区是颞叶内侧边缘系统的一部分，涉及记忆、学习和情绪。有研究发现，在抑郁症和长期应激障碍的患者中，其海马区的体积较小。早期的受虐和应激能使与弹性和学习相关的大脑回路发生长期的变化。有受虐经历的妇女更有可能与有施虐行为的男性在一起，部分原因在于她们自身的焦虑、不稳定的记忆以及低自信。这些发现表明，童年时的受虐经历可能会导致大脑长期发生变化，这有助于解释虐待行为何以会代代相传。

然而，研究发现，当儿童遭遇了较轻的、更容易管理的各种应激源时，会发生一些有趣的现象。这些应激源实际上有助于建立儿童的心理弹性。看起来，有一些应激源是好的，甚至是重要的。这种现象被称为"应激免疫"，即把这一现象类比成了预防传染病的接种疫苗。这一理论是指，当一个人染上了一种不那么厉害的传染病时，他就可能会通过学习如何抵抗该疾病而形成免疫力。与那些儿童期从未经历过麻烦的人相比，那些曾经面对并战胜过适度应激事件（如搬家、父母生病或失去一份友谊）的儿童能在以后的生活中更好地应对逆境。那些学习如何应对应激事件的儿童，长期看来，似乎能够更好地应对艰难困苦。

一项研究发现，在执行有挑战性的任务时，与早期没有经历过什么麻烦的少年相比，那些在童年经历过应激事件的少年会表现出较少的应激迹象（如心跳加速，血压变化等）。对动物的研究从另一个侧面证明了这一应激免疫理论，并提供了有关大脑机制的洞见。把那些与母亲每周分开一小时的幼猴（一种可管理的应激事件）跟那些从未与母亲分开过的猴子相比，这些幼猴在与母猴分开的期间里会体验到急剧的悲痛，它们的皮质醇和应激激素的水平会暂时提高。但是，在以后的生活里，与那些从未与母亲分开过的猴子相比，这些幼猴却能够表现出较低的焦虑和较低的基线皮质醇水平。另外，在前额叶皮层的测试中，这些经过"应激免疫"的幼猴表现得更好。在人类中，前额叶皮层的控制能力差与抑郁和冲动性相联系。

增加弹性的 10 条途径

我们所有人都会在生活中遭遇逆境。我们所有的人都曾面对过身体方面、情绪方面、财务方面、工作方面和人际关系方面的压力。我们都曾经体验过自我怀疑、恐惧、失败、丧失、愤怒和失望等。正是在这些时候，当我们感到紧张或我们个人承受力的极限被压迫时，我们的行为才体现着我们的品格。在过去的 10 年里，已经积累了很多关于心理弹性的研究以及像克里斯这类人的研究。这些研究为我们理解为什么有些人坚强而有些人容易放弃提供了重要的线索。在本章中，我将对这些研究加以总结，并为你提供增强自己承受打击能力的 10 条途径。

1. 搜集信息

心理学家亚伯拉罕·马斯洛（Abraham Maslow）曾经说过，你不了解的事物控制着你，而知识则会带来选择和控制。当人们知道自己所面对的敌人是什么的时候，绝大多数人就能够更好地应对逆境。克里斯知道他的脸上需要做什么样的手术，所以他就能够更好地应对那无法避免的痛苦。如果不知道前面等待我们的是什么，就会增加焦虑并降低心理弹性。

得到正确答案的最重要的一步就是提出适当的问题。提出适当的问题是好奇心的一个标志并表明有学习的意愿。但是，你可能害怕被人认为愚蠢，这种心态常常会阻止你提出问题并扼杀你的学习意愿。有多少次，当你想要提出一个问题时，当问题已经在嘴边的时候，由于觉得不好意思而张不开嘴呢？有多少次，由于害怕自己会让别人感到厌烦，你未能得到自己需要的信息呢？你可能成了错觉的牺牲品。实际上，很多人把那些提问题的人看成是有兴趣而好学的人，而不是愚蠢的人。

由于未能提问题和搜集信息，很多人际关系会受到损害。当我们对其他人的行为感到疑惑时，或当我们认为我们从他们那里得到了错误的信息时，关键就是要弄清楚他们行为的含义。如果没有弄清楚别人行为的真正含义，我们可能会相信我们的假设，一些小事情可能就会变成大问题。当你提出一个问题时，可能发生的最糟糕的事就是，被提问的人拒绝回答、给出一个你并不喜欢的答案或让你感觉到提这样的问题很愚蠢。但我认为忽略比这三种结果更糟糕。你可以选择适当的时间，以一种适当的、尊重别人的方式提出问题，这就降低了收到消极反应的可能性。但当你有问题时，一定要问！提问能让你获得更多的信息，这会使你向你的目标更前进一步，并帮助你应对困难的时刻和情境。

期望自己没有经过学习就知道某件事情，心理学家们把这种心态称为"魔幻思维"（magical thinking）。这就像是一个人从来没有去过一个地方，但当他迷路以后却不愿意问路。这种"我应该知道答案"的魔幻思维见于许多情境之中。最常见的就是一些问题儿童的父母,尽管没有一个角色楷模教过他们,但他们却仍然期望自己能够成为好父母。骄傲常常是掩盖无知的一个好借口。对自己好一点，不要期望自己的知识比自己应当知道的还要多。如果你不知道一件事情，就承认自己不知道，并想办法找到问题的答案。

人们不去问问题，也不去寻找答案的另一个原因是他们害怕答案。这种情形在那些刚认识几个星期就匆忙结婚的夫妻中最为常见。他们只是一个人过得有些烦了，所以才如此迫切地想要建立一种关系以至于把常识置之脑后。他们认为无知比知情更好一些，但结果常常令人失望。最终的结果常常是隐藏的信息浮出了水面，一方或双方都有一种被欺骗的感觉。有些人由于愿望过于迫切，以至于在还未发现一个人是否值得信任之前就付出了自己的信任。在生意上或在私人问题上也是这样的，由于非常想要一个东西，以至于一个人宁愿否定现实也不愿意丧失满足自己愿望的机会。以下几点总结了信息的重要性。

- 你不了解的事物控制着你，而知识则会带来选择和控制。
- 信息就是力量。
- 我对于无知的恐惧战胜了我对于提问题的恐惧。

2. 形成一种个人的控制感

凭我的临床经验来说，要管理压力并在生活中取得成功，控制感是最为重要的因素之一。当人们感到失去控制时，你是能够看出来的，因为他们会责怪他人要对自己生活中的境况负责。当他们的工作或人际关系出了什么问题时，他们总是可以找到一个可以责怪的人。不要任由这种趋势发展下去，这会让你失去对自己生活的控制力。

另外，缺乏个人控制感的人常常生活在过去。你会听到他们说："如果我当初做了这个或做了那个就好了，事情就会完全不一样了。"

尽管那些过去的事已经不相干了，但这些事仍在纠缠着这些人。巨大的心理能量被投到了那些不能改变的事情上。我曾经治疗过一个名叫凯茜的病人，她有一本名叫《如果……该多好啊》的百科全书。"如果我读完了大学该多好啊。""如果我没有与大卫结婚该多好啊。""如果我没有生活在华盛顿特区该多好啊。""如果我能找到一个好的日托中心该多好啊。""如果我生活在一个不同的社区该多好啊。"当我向她指出想着这么多的"如果"要带走她多大的心理能量时，她说："如果我没有操这么多的心该多好啊。"跟她在一起，我都快要急疯了。但几个月以后，她学会了将那些能量连接到"我现在想要什么以及我如何才能得到它"这条渠道上了。这种对生活的态度就健康得多了。

永远不要忘记，你的成功开始于你，也结束于你。想要成功，你就要定义成功、追求成功。你成功或者失败，只有你自己才能对你的生活变成什么样承担个人责任。许多人会努力为你承担责任，比如你的父母、你的配偶、你的朋友或你的同事，但最终，他们只能影响你的生活进程而不能控制你的生活进程。能控制你生活进程的只有你自己。

为你的生活承担个人责任有一个有趣的副作用。越是认识到你能够控制自己的生活，你就越是认识到你不能控制别人的生活。你变得越来越独立，与此同时，你也不再相信你能够改变别人的生活。你认识到只有他们自己才能改变他们的生活。你不再努力去改变你的父母、你的配偶或你的老板，而是把更多的时间和能量用来改变你自己。

研究者已经证明，一个人有可能改变他在世界上对自己的感知，比如，为了获得控制力牺牲自己也可以获得更大的控制力。如果你能完成以下的练习,这些"思维"练习将有助于加强你的个人控制感。如果不能完成这些练习，受损失的只是你自己，这样值得吗?

在下个星期里，当有事情不顺利时，比如犯了一个错误、遇到了麻烦、遭遇了一次事故或容易使你指责别人的任何情境下，当你识别出这样的事件时，回答下面的问题。至少要根据三次不同的事件做这样的练习。

Magnificent
Mind at
Any Age

思维练习

示例：

1. 发生了什么？"有人给了我一张超速罚单。"

2. 我对这一情境的第一反应是什么？我是不是在指责别人？"我没有开那么快，一定是有人设了一个超速圈套。"

3. 为什么指责别人有这么重要？这有什么用？"如果我能指责那个交警，然后说服他收回罚单可能会容易些。如果这不起作用，恶心他一下也没什么大不了的。"

4. 如果我找不到一个可以指责的人，我是不是会感到不舒服？"是的，那意味着是我的错。谁愿意承认自己错了呢？"

5. 在这种情况下犯了一个错误是不是没什么大不了的？"不，我的保险费会提高，因为这是我一年里接到的第三张罚单了。"

轮到你了：

1. 发生了什么？

2. 我对这一情境的第一反应是什么？我是不是在指责别人？

3. 为什么指责别人有这么重要？这有什么用？

4. 如果我找不到一个可以指责的人我是不是会感到不舒服？"是的。那意味着是我的错。谁愿意承认自己犯了错呢？"

5. 在这种情况下犯了一个错误是不是没什么大不了的？

你可以学着去反驳你的这种"指责别人"的自动的思维习惯。我还设计了一个分为两栏的表来帮助你在面对问题时再次训练你的思维。当面对一个问题时，在第一栏中写下你的自动的想法，然后在第二栏中写出一个理性的反应。以下就是帮助你开始的一些示例。

练习示例

指责别人

我约会迟到了，由于我妻子的问题，我睡过头了。

我告诉过员工要他们更换商品，他们没有照办。这些人什么事儿都干不好。由于他们没有执行我的指令，销售额下降了。

我的丈夫总是让我感到不开心，因为他总是带有侮辱性地攻击我。

个人责任反应

说实话，在我睡过头和约会迟到这件事情上，我不能指责我的妻子。如果准时参加约会对我很重要的话，我应当设好闹钟确保我能及时醒来，并为我不能准时赴约承担责任。

当我注意到员工没有完成一项工作时，我有责任跟进，以让他们完全学会怎样干好工作。销售额的下降大概和员工没有服从指令没什么关系，销售额每天都有波动。

没有我的许可和配合，我的丈夫不会让我感到不舒服。如果我的丈夫侮辱我，我可以选择告诉他，我也可以把话跟他说清楚。如果他不改变他的方式，他会失去我，我可以结束这段关系；或者我会选择继续这样的生活。我如何选择自己的感受以及我允许别人怎样对待我是我自己的责任。

轮到你了

指责别人

1.

2.

3.

个人责任反应

1.

2.

3.

每次当你试图指责别人的时候,请停一停,重重地拍自己一下。拍醒自己:
我正控制着我的生活。

3. 建立自尊

自尊是心理弹性的一块基石。哈佛大学的一项持续50年之久的研究,揭示出了关于自尊的一些令人震惊的事实。这项研究最初是为了尝试理解青少年犯罪。这项研究跟踪了来自波士顿中心城区的456名10多岁的少年。这些少年中有许多是来自于破裂家庭或贫困家庭的。当他们到了中年时,研究者们发现了这样一个事实:不管他们的智力、家庭收入、民族背景如何以及接受了多少正式教育,与那些儿童及少年时期没有从事过任何工作的人相比,那些在儿童及少年时期从事过某项工作的人,即使只是做一些简单的家务杂事儿,他们的生活会更为幸福,也会拥有更丰富的人生。这一结果不难解释。负责这项研究的医学博士、精神病学家乔治·瓦利特(George Valliant)指出:"在家庭或社区参加过某种工作的男孩获得了一种能力,并感到他们是社会中有价值的成员。他们自己对自己感觉良好,而其他人也觉得他们不错。"那些感受非常好的成人,在孩提时代就开始为自己承担责任。孩子们从事了一项工作,他们就相信自己能干好工作,他们相信自己。

孩子生活中的重要人物对孩子的自尊感有很大的影响,特别是父母、朋友、祖父母、老师和教练。孩子们常常会将对自己很重要的成人理想化,并形成一个他们想要成为的理想人物的形象。最初,那些理想人物通常是父母。我们常常会听到四五岁的孩子说他们想要成为他们妈妈或他们爸爸那样的人。随着他们渐渐长大,理想人物开始变成一个受到钦佩或受尊重的许多人的结合体。他们对自己的感觉距离那些他们所钦佩的人的形象越近,他们的自尊就越高。他们对自己的感觉距离那些他们所钦佩的人的形象越远,他们的自尊就越低。

我们与自己谈话的方式、我们的内心声音是我们自尊的一个日常指标。我们所有人在头脑中都有许多声音,它们会对我们日常的思想和行为加以评论。这些声音是由我们生活中我们所听到的那些重要的声音汇聚在一起的。如果我们所听到的父母的声音是积极的，我们的内心声音很有可能也是积极的。如果它们是严厉并且消极的，很有可能我们也会以一种惩罚性的方式对我们自己说话。当我们的自尊心受伤的时候，我们的内心声音会多多少少有点像一个"批评委员会"，它们会没完没了地讨论我们如何能把事情做得更好一些。如果我们肯花时间去检查一下这些声音的话，我们能够认出这些声音就是我们过往经历中所听到的一些声音。

4. 保持一个健康的愉悦中枢

发生严重情绪性创伤时，一个最大的缓冲器就是健康的大脑。当大脑正常工作的时候，所有的其他应对机制都能够正常发挥作用，以帮助你消除情绪风暴给你造成的影响。特别是，当深嵌于大脑的愉悦中枢是健康的，并让你在麻烦之中还能体验到幸福和喜悦的时候，被击倒的你就很容易站起来。爱护大脑的这一部分不仅有助于获得持久的幸福，还有助于提高心理弹性。

我们在前文中已经讨论过愉悦中枢，它是由腹侧被盖区、基底神经节以及大脑的其他边缘系统区域组成的。愉悦中枢可以对几种神经递质，特别是多巴胺做出反应。当多巴胺水平低的时候（比如帕金森氏病），抑郁症和低动机的发生率就会很高，并且患者更难感受到愉悦。为了保持这些区域的健康，有规律地保持有意义而且愉悦的活动是很重要的。经营你的爱，并与那些你所爱的人一起度过美好时光。这些活动能够启动愉悦中枢并有助于这些中枢保持健康。

同样重要的是，小心不要滥用毒品或从事太多的重复性活动，如网上赌博、浏览黄色信息、强迫性购物或进行过度的网上约会等，以免耗竭你的愉悦中枢。即时信息和文本信息、电子邮件、互联网、电子游戏、音乐下载以及充满情绪化表演的电影和电视等都在吸引着我们的注意力。只是为了吸引我们一点点的注意力，就需要越来越多的刺激。坐在电脑屏幕前的十几岁少年会同时与 10 个人进行即时信息对话。电视商业广告是另一个耗竭你的愉悦中枢的例子。40 年前，一段 30 秒的商业广告会有 10 个 3 秒钟的场景，而同样时长的商业广告到了 2007 年有 30 个 1 秒钟的场景。广告为了吸引我们的眼球，驱动我们需要更多的刺激，而我们也因此变得麻木了。

在儿童和青少年中，经常玩电子游戏是一个普遍的现象，也是一个严重问题的潜在来源。很多人一玩就是好几个小时，这严重影响了他们做其他事的时间；还有一些人，当不允许他们玩游戏或停止玩游戏时，他们会出现戒断反应。

发表在《自然》杂志上的一项脑成像研究有助于说明原因。当一群玩家在玩动作电子游戏时，研究者们进行了正电子发射断层成像扫描，来观察电子游戏所激活的是大脑的哪一部分。他们看到了基底神经节的活动增加，而这里正是多巴胺起作用的地方。其他研究者已经发现可卡因和冰毒也是在大脑的这一部分起作用。玩电子游戏是通过增加多巴胺而带来愉快和专注的感觉。问题是，在玩电子游戏中释放的多巴胺越多，在以后的日常生活中（如学校作业、家庭作业和家务杂事儿等）能够获得的多巴胺就越少。很多家长告诉我，他们的孩子玩电子游戏越多，在学校的表现就越差，当要求停止玩游戏时，孩子就容易被激惹。我们一定要小心不要因当今的科学技术令自己变得麻木，这样我们才能够体验到快乐和幸福，特别是在压力面前，以及当我们需要它们的时候。

我们应当努力保持愉悦中枢的健康，以下是一些简单的指导：

● 治疗任何干扰愉悦中枢功能的疾病，比如抑郁症等。

● 约束经常性的刺激性活动，比如赌博、购物、浏览黄色信息、使用互联网、观看恐怖电影以及进行高度危险性的活动。

● 锻炼，特别是从事你所热爱的运动，比如跳舞或打乒乓球等。

● 花时间去笑，因为幽默可以增强愉悦中枢的活动但却不会使其耗竭。

● 从事有意义的活动或拥有有意义的兴趣爱好，比如从事你所热爱的志愿者活动等。

● 培养欣赏和感恩的习惯。

● 从你生活中的小事中寻求乐趣，比如和一位朋友散步、吃一顿大餐或参加有意义的团体活动等。

5. 清理过往的创伤

未经化解的过往创伤使我们在未来的压力源（应激源）面前更加脆弱。思想纠缠于不能忘怀的记忆，使我们对任何有可能让我们想起的从前的经历都很敏感，并使我们丧失心理弹性。举例来说，杰娜在她 20 多岁时，由于被诊断为甲状腺癌而不得不去申请破产。她无法想象如何支付那巨额的医疗费账单。12 年后，她仍然在钱的问题上非常焦虑。作为一名护士，她每天要工作很长时间，但表现平平。在与男人的关系上，钱总是一个大问题。男人们总是认为她过度专注于经济问题，结果逃之夭夭。

要有心理弹性，一个最基本的工作就是把过往或当下的心理创伤从你的大脑中清理出去。如此，它们就不能再控制你现在和将来的行为了。

6. 面对恐惧

正视你的恐惧是心理弹性训练的一个关键组成部分。如果允许恐惧占据你的大脑并在你的大脑中扎根，那么这些恐惧今后将会控制你。举例来说，那些经历创伤后应激障碍的人会回避他们生活的许多方面，如人、地点、事件以及机会等，因为这些会让他们想起他们所受的创伤。结果是，条件性恐惧在他们的大脑中被强化而不是被消除。作为对照，那些有心理弹性的人更善于面对和管理他们的恐惧。他们利用自己的恐惧作为一个指导来理解威胁，并决定如何应对。当你面对你的恐惧时，你有可能在你的大脑中建立新的联系。当你逃避你的恐惧时，它们就开始控制你。用简单的话来说，就是从哪里摔倒就从哪里爬起来。被解雇之后可以再去找一份工作，经过一次鸡犬不宁的离婚之后可以再建新的婚姻关系。

7. 加强应对逆境的能力

失败不会要了你的命，它是学习和成长的一部分。亚伯拉罕·林肯是我个人所崇拜的一个英雄。在他个人的生活中，他取得过很多次的成功，也面对过很多次严峻的挑战。他幼年丧母，与父亲的关系不好。他的婚姻生活一波三折，同时还遭受着丧子的痛苦。他数度遭受抑郁症发作之苦，甚至好几次产生了自杀的念头。他痛恨自己的长相，曾经说过如果他什么时候碰到一个和他长得一样丑的人，他会开枪打死那个可怜的人，让他从惨不忍睹的生活中解脱出来。1834年的时候他被选举进了美国立法机构，但也曾在数度选举中失利，包括两次落选美国参议院。1860年他被选为总统，但他在白宫的头几年里动荡不安到了极点。南北战争开始的时候，北方军队遭遇了多次失败，他因此而不断受到批评。他早年的挫折经历使他有能力抵抗失败。如果他所有的努力都获得了成功，他可能承受不了总统职位上的压力。他一直都是美国历史上最伟大的领导人之一。他曾经的失败、损失以及挣扎为他最后的成功铺平了道路。

同样，迈克尔·乔丹大概是有史以来最伟大的篮球运动员。他曾经这样说："在我的职业生涯中，有9 000次投球未中。我输掉过300多场比赛。当整场比赛的胜负取决于我的最后一投时，我没有投中，这样的比赛有26场。在我的生活中，我曾经经历过无数次失败。这就是为什么我成功了。"失败不会要了你的命，而不去争取成功才是致命的。

失败是每个人生活的一部分。没有人一生下来就会走路，刚生下来几个月的时间里我们甚至连爬都不会。蹒跚学步的幼儿摔倒之后绝不会放弃，尽管他们的身上被摔得青一块紫一块，但他们还是会继续尝试。养育过小孩的人都知道，尽管小孩会遭遇很多次失败的尝试，但大多数的孩子都能很快地学会从爬到走、到跑、到爬到他们不应该去的地方。如果认为我们是完美的，我们从不会失败，那无疑是骄傲自大。我们都不是生而知之，而是学而知之。通过学习过程和观察我们在路上所犯的错误，我们才能得出正确的答案。成功的经理人并不会因为他们的雇员犯错误而发怒。他们会说："不要害怕犯错误，要从错误中吸取经验教训，但不要两次犯同样的错误。在你所从事的工作中多留心，你就会不断进步。"

经理人如何处理雇员的错误常常决定着雇员的质量。每天开始工作时，如果等待他们的是大吼大叫或被人贬斥，那么他们的恐惧和愤怒就会妨碍他们拿出最好的工作表现。如果他们每天工作时，知道他们处在一个积极的氛围中，有人指导他们从错误中学习，他们就会很放松，就更有可能干好工作。做一个能指导你自己和你周围的人的好老师。成熟就是能够从你所犯的错误中学习。我们如何从错误中学习是我们在童年期间习得的一个特质。当你还是一个孩子的时候，你犯了一个错误，会有什么事发生？当你在餐桌上洒了一些汤汤水水的时候，或当你在一次测验中成绩很差的时候，会有什么事发生？有人会因为那个错误严厉斥责你或对你大吼大叫吗？或者有人会鼓励你从中学到一些东西吗？父母能够教会孩子的最关键的一课，就是如何从错误中学习。为了帮助我们的孩子对自己感觉良好，我们必须帮助他们提高自己的能力。有能力的人当然也会犯错误，但区别是，他们具有从错误中学习，并继续做其他事的能力，而不是为了一个错误而狠狠地惩罚自己一番。

你可能会由于害怕失败而不敢尝试。当你确实失败的时候，你可能会尽量回避这一错误，不去想它，结果就是重复犯同样的错误。通向成功的道路上有许多失败和教训。想一想在你的人生中所犯的一些重大错误。

- 你是如何对待这些失败的？
- 你有没有从中学到过什么？
- 你有没有一次又一次地指责过自己？
- 你有没有因此而埋怨别人？
- 你有没有尽力去忘记那个错误？
- 你有没有重复那次失败？
- 你有没有想通为什么会犯那个错误并从中吸取了经验教训？
- 将来你会不会逃避类似的情境？
- 你有没有利用这个错误对你的刺激，从而更加深入地了解你自己，使自己成为一个更好的人？

8. 利用积极情绪，特别是大笑

越来越多的科学文献表明，积极情绪，特别是大笑，能够抵消压力，有助于提高心理弹性。加利福尼亚大学欧文分校的李·伯克（Lee Berk）认为：
"如果把已经为我们所知的大笑的医疗效果搜集起来装在瓶子里（出售），
可能会需要美国国家食品与药品管理局（FDA）的批准。"大笑能够降低血压，
引发一波内啡肽（大脑中的一种化学物质，能够引起愉悦感并减少疼痛），
并加强我们的免疫系统。γ 干扰素是一种抵抗疫病的蛋白质，会随着笑声而
增加。B 细胞能够生产一种摧毁疾病的抗体，T 细胞配合我们身体的免疫反
应，这两种细胞也会随着笑声而增加。大笑能够抑制危险的应激激素泛滥，
这种激素会压迫免疫系统，使血压升高，并增加血小板的数量，这会引起血
凝并有可能造成致命的冠状动脉阻塞。一个普通的小孩平均每天要大笑数百
次，而一个普通的成人平均每天大笑不过十几次。如果我们能把那些失去的
笑声收集起来并善加利用，那该多好啊！

　　让笑声进入你生活中的每一天。观看情景喜剧（这类电视节目还是有益
的），去相声俱乐部，看笑话书或和你的朋友们一起讲笑话。林肯总统曾经
经历过非常抑郁的时期。他把大笑和讲笑话作为一种良药。以下就是三则我
最喜欢的林肯式幽默：

- 长相平常的人是世界上最好的人：这就是为什么上帝制造了这么多。
- 如果我有两张脸，我还会戴上这张吗？
- 传说一位东方的君主曾经要求他手下有智慧的人创造出一句他一直想要
  听到的话，这句话在任何时间和任何场合下都应当是真实和适当的。他
  们给他这样一句话："这句话，也会烟消云散。"

9. 依靠道德指引

　　道德感是一种内在的人性。生活在公元前 1 世纪的希腊哲学家埃皮克提
图（Epictetus）曾写道："对于好与坏、体面和羞耻、合适与不合适，我们来
到这世界上的每一个人都具有天生的信念。"在一个具有高度功能性的社会
中，道德感是必需的。在观察大脑时，很容易就会发现，道德是以大脑为基
础的。当前额叶皮层被损坏以后，有些人就会出现反社会倾向。关心他人就
是将一个人的道德信念转化为行动。利他主义能够强有力地增强心理弹性。

139

在第二次世界大战中，那些遭遇炸弹袭击而死里逃生的人，当他们去关心、帮助他人时，他们体验到的抑郁和焦虑要比一般人少一些。那些在炸弹袭击之前表现出某些症状的人，如果他们在袭击发生之后有助人的行为，其症状就会显著减轻。很多人在悲剧中发现意义，并利用他们的苦难来帮助别人。当他们这样做时，心理弹性就会增强。

10. 培养社会支持

在对付压力和创伤的过程中，人际关系起到至关重要的作用。心脏病专家丁·欧尼什（Dean Ornish）在其奇妙的著作《爱与生存》（*Love and Survival*）中详尽列举了拥有亲密人际关系的诸多好处。欧尼什医生列举了多项研究来说明，那些感觉到亲密、有联结、被爱和被支持的人有自杀倾向或患上抑郁症、焦虑症、心脏病、各种传染病、高血压以及癌症的概率较小。人际联系能增强脑功能并有助于提高心理弹性。

我曾经当过几年部队精神科医生。我所发现的一项最为惊人的规律就是：在部队服役人员和他们的家属中，自杀和企图自杀的发生率在1月和7月最高。而在普通人群中，自杀率在4月最高。造成普通人群和军队人口之间这种差别的原因是什么呢？1月和7月是部队迁移的月份。当人们迁移时，他们就会脱离他们的社会支持网络，并承担了更大的抑郁和自杀的风险。他们的心理弹性在此时会较小。我曾频繁地治疗过军人们的妻子，她们在一次迁移之后常常会陷入抑郁达6个月之久。而当她们形成一个新的社交网络（朋友、社会群体）之后，她们的抑郁就会消失。在立即获得社会支持和建立社会支持系统方面，那些没有陷入抑郁的妇女，其社交技能要比那些陷入抑郁的人高超得多。

增强情绪性联结有助于增强心理弹性，亦有助于治愈焦虑和抑郁。在对接受治疗的重度抑郁症患者进行的一项大型研究中，美国国家卫生学会比较了三种治疗方法：抗抑郁药物治疗、认知疗法（就是先前讨论过的杀死"蚂蚁"疗法）以及人际关系疗法，即教人们如何与所爱之人更好地相处。研究者们惊奇地发现，在治疗抑郁症时，这三种疗法同样有效。毫无悬念的是，把这三种疗法结合起来，能取得更好的疗效。

你与他人的相处之道可能对你的大脑有益，也可能对它有害！我们人际之间的日常互动可能会增强你的大脑功能，也可能会损害其功能。与你生活中的人们建立更多的联结有助于增强你的大脑。爱和药物一样有力量，并且要比药物有趣得多。看起来，通过人际关系疗法获得的改善完全体现在大脑上。两项脑成像研究显示，人际关系疗法对增强脑功能有显著作用。

我们都必须经历逆境的洗礼，在逆境中，通过以上介绍的 10 条途径可以增强我们的心理弹性。

10

好人缘的大脑是什么样的

与人互动的大脑

当我们对人际关系和社会网络能够建立起一种大脑信任的时候，几乎生活中的方方面面，包括与家庭有关的、与工作有关的、与我们的爱好和信仰有关的成功都会更容易一些。和北极熊不一样，人类是一种关系动物。在我们的一生中，我们最终会谋取并利用数千人的大脑，甚至更多。对于卓越的心智来说，获得能够增进社会群落繁荣的行为，并保持这些行为是基本的要求。能否有效地与其他人建立关系最终取决于大脑的技能。当你的大脑健康的时候，你能够更为准确地理解他人，更好地控制自己的情绪，并以一种更健康的方式行事，把人们吸引到你的身边。你的大脑使你能够察觉社交线索，倾听并以适当的方式做出回馈；你的大脑使你能处理争执，以接纳他人的方式行事，并且在互动时能够比较关注他人的感受。一个短路的大脑常常会妨碍你建立有效的人际关系。随着你对大脑的关心，你的人际关系也会得到改善。

与你互动的人们的大脑健康，对于彼此的幸福和成功也很重要。不同的大脑之间会相互滋养、相互影响、相互刺激、相互激惹并相互煽动。如果父母、配偶或老板的大脑有问题，或者是与一个需要帮助的朋友、老师或法官打交道，这些都会给我们的大脑造成不可估量的压力。理解人际关系中大脑健康的动力学能够使你获得很少有人具备的优势。促进人际关系的第一个实际步骤就是让大脑健康成为你的家庭、交友和工作中的一个重要方面。经过适当的教育，大脑健康会成为人们普遍追求的目标。当不同的人一起共事时，以下提供了一些简单的策略：

- 在餐馆里点菜时，让点菜成为一种协作性的努力，聚焦于有助于大脑健康的选项，诸如大马哈鱼、沙拉以及蔬菜。
- 花点时间一起出去散步、玩文字游戏，而不是去酒吧喝酒、去大排档吃小吃或去玩暴力性的电子游戏。
- 在会议和派对中供应健康食物，而不只是糕饼、松饼、苏打饮料、糖果或酒精饮品。
- 工作时，不要把糖果放在办公桌上。
- 午餐时间，可以和同事一起出去散步，这是在工作中抽出时间健身的一个好办法。
- 结伴驾车出游时，提醒伙伴系好安全带。
- 避免过量的酒精或过量的咖啡因。

随着人们开始意识到人际关系中的大脑健康问题，人际互动将更为容易。因为群体的大脑比个体的大脑要更灵光。

要成为一个合群的人，你需要哪些大脑技能

哲学博士霍华德·马克曼（Howard Markman）教授是丹佛大学婚姻和家庭研究中心的主任。让每对夫妻讨论一个夫妻之间有分歧的问题，在观察夫妻之间对话 15 分钟之后，他就能够以 90% 的准确率来预测哪一对将要离婚，哪一对的婚姻将维持下去。更为重要的是，他在向一些夫妻传授了几项关键

的沟通技巧之后，这些夫妻们的离婚率可以降低 1/3。如果在一对夫妻的争论之中存在着相当数量的指责、贬低、（音高）升级、无效沟通或关系冷淡，那么他们的婚姻不大可能幸福。另一方面，如果一对夫妻之间相互尊重地交流共同的目标以及以一种相互尊重的方式停止双方之间的争吵，那么他们的前景看起来就要光明得多。幸好，这些技能是能够学会的，如果有一个健康的大脑，你就能够记住这些技能并更好地运用这些技能。

在本章中，我将讨论已被临床证明的 8 个步骤，来增强你在任何情境下的合群技能。这些技能来自人际关系疗法领域的研究。已经证实，在减少压力和提高业务效率方面，提高人际关系技能是非常有效的，它还具有抗抑郁的效果。有数项研究表明，在治疗严重心境障碍方面，这一技术与抗抑郁类药物一样有效。我制造了一个首字母缩写词 "RELATING" 来帮助你记住这些步骤：

- R（responsibility）：责任；
- E（empathy）：共情；
- L（listening）：倾听；
- A（assertiveness）：决断；
- T（time）：时间；
- I（inquiry）：探究；
- N（noticing what you like more than what you don't）：更多地关注你所喜欢的，而不是你不喜欢的；
- G（connecting with great groups）：与优秀的群体建立联系。

🎗 R：责任

改善这一关系是我的事。

我有能力改善我们彼此之间的沟通和行为。

在我的人际关系中我有影响力，我以积极的方式来发挥这种影响力。

在我们之间的互动中，我对我的行为负责。

那些具有能力感和个人责任感的人，往往能够更好地处理人际关系。那些不停指责别人的人终其一生都会在人际关系方面碰到很多麻烦。

在人际关系中，第一个也是最为重要的自毁长城的特点就是，因为你的人生发生的改变而指责别人。无论何时，当你指责别人的时候，你就成了他们的情绪和行为的牺牲品，而你却什么都改变不了。你没有任何力量。在典型的情况下，你会听到自己说"是你做了错误的决定，那不是我的错"或"如果你那时候肯听我的话，就不会发生这样的事"或"我们碰到这么多麻烦都是因为你的错"。

因为人际关系方面的问题而指责别人，或当事情没有朝我们期望的方向发展时找借口，这是危险的第一步，你可能从此就开始滑向人生的谷底。滑下去的过程是这样的：

指责别人

"都是你的错。"

|

|

把人生看成是个人不能控制的

"如果你没有这样或那样，我的生活应当会更好。"

|

|

感觉像是环境的牺牲品

"如果你不那样做，那么……"

|

|

放弃尝试

"试了也没用，为什么要试？"

莎拉由于婚姻方面的压力来找我。她先前在另一位精神科医生那里已经

145

做了超过三年的心理治疗,但似乎没有什么效果。她抱怨她的丈夫是个酒鬼,并经常虐待她。她经常流泪,感到抑郁,难以集中注意力。在我们初次面谈时,有一点已经很清楚,那就是对于她的生活何以会变成现在这个样子,她是没有责任的。她指责她的第一任丈夫在她 19 岁时就使她怀孕。然后她"被迫"嫁给他,但由于她的丈夫毫无热情于是她提出离婚。然后,她又冲动性地接连嫁了两个男人,这两个人都是酒鬼,还在身体上虐待她。她泪流满面地倾诉她如何接连被男人伤害,其中包括她现在的丈夫。

在面谈结束时,我问她,她做错了什么事致使问题发展成现在这样。她张口结舌吐不出一个字来。她先前的精神科医生收取了不菲的费用来听她倾诉,但他却从来没有挑战她"无助"的理念。在第二次面谈一开始,她告诉我说她几乎都不想再来找我了。她说:"你认为那都是我的错,是不是?"我回答:"我不认为那全都是你的错,但是我认为,对于你现在的问题,你的责任比你愿意承认的要多一些。如果你今天的麻烦中真的有你自己的一份原因,你可以想办法去改变这些原因。但如果你要继续当一个无辜的受害者,那你就不能做任何事来帮助你自己了。"

在经过几次治疗之后,她接受了个人责任的理念并完成了一次戏剧性的转变。作为一个孩子,她在一个存在着严重酗酒虐待环境的家庭中长大,那段时间,她确实是一个环境的牺牲品。不幸的是,在成年后的人际关系和工作中,她继续扮演了这一角色。她在无意识中继续着她受虐待的童年,这使她丧失了对自己生活的控制能力。

在人际关系中承担责任,这意味着不断问自己"我能做些什么来改善我的人际关系"。当我的病人深思熟虑地评估并改变他们自己的行为时,他们的人际关系通常会发生戏剧性的改善。我在心理健康领域工作这么多年,得出的人生智慧就是:我们无法控制别人的行为。有句话是这样说的:"我们只为自己负责。"我的经验告诉我,这句话并不完全是正确的。我们对别人的行为能够产生很多影响。我经常问我的病人,为了让他们的人际关系更好些,他们会怎么做。他们经常会举出许多积极的行为。然后我问他们,做什么事会让他们的人际关系变糟。一开始他们会犹豫，不想面对他们的消极行为，但过一会儿之后，他们就开始承认自己有无数种需要改善的行为。

7 岁的卡洛斯因为一些行为问题，特别是他在家里所经历的一些行为问题来到了我的办公室。他一开始就告诉我他有多恨他的小妹妹。

> 他说："她总是惹我，我没办法，只有朝她大吼大叫并打她。"
> 当他说自己没有办法时，我的眉毛反射性地抬了起来。
> 觉察到了我的反应之后，他开始进一步为他的行为辩解："我没有办法，她总是惹我。"
> "那你做了什么事去惹她呢？"我轻轻地问道。
> "什么都没有。"然后他停了一下又重复道，"绝对什么都没有。"
> 我静静地坐着。
> "好吧，"他停顿了一下，不好意思地笑了笑，"有时候我会拿她的一些东西。"
> "还有呢？"
> 卡洛斯做出皱着眉头使劲儿想的样子。"我冲她大吼大叫，告诉她不能和我玩，她跟我说话的时候我不理她。"
> "OK，"我说，"你确实惹过她。我有点儿怀疑这一点。但你有做过什么让她开心的事呢？"

然后卡洛斯就列举了他做过的几件事，这些事让他们相处得更融洽了。这些事包括与她一起玩，帮助她完成幼儿园的作业，说"谢谢你"以及对着她微笑等。他的力量比自己知道的要强大得多。轻轻地让卡洛斯说出改善与妹妹关系的力量，同时让他知道是他自己之前把事情搞糟了，这有助于改变他的牺牲品心理，并最终会改变他的行为。你今天能做些什么来改善你的人际关系呢？当你不去指责别人，而是问自己如何才能做得更好些时，你的人际关系就会更为和睦。

🎗 E：共情

意大利神经科学家里佐拉蒂（Giacomo Rizzolatti）、佛格西（Leonardo

Fogassi）以及迦列赛（Vittorio Gallese）把一些记录电极植入到了短尾猿的额下皮层。当研究者们正在仔细绘制与猴子的行为相对应的神经元分布图时，佛格西正站在一盘水果的旁边。当他伸手去拿一个香蕉的时候，猴子的一些神经元有了反应。虽然猴子自己没有伸手去拿香蕉，但与这一动作相联系的神经元却开始放电。这些神经元不是反映思考别人"伸手去拿"的神经元，而是只有当被试自身伸手去拿时才应当放电的那些神经元。里佐拉蒂给这些神经元贴上了"镜像神经元"的标签，这是一个在猴子身上发现的一个相对比较原始的系统。后来在人类身上所发现的类似系统要复杂得多，并且"允许我们抓住别人的思想，不是通过传统的概念性推理，而是通过直接模拟，即通过感觉而不是通过思维"。

《自然神经科学》（Nature Neuroscience）上曾经发表过一篇令人着迷的文章，这篇文章表明，研究者们确实在自闭症儿童中发现了镜像神经元的缺失。为了检验自闭症患者中的镜像神经元异常，研究者让高功能自闭症儿童和配对的控制组一起，在让他们模仿和观察情绪性表达时，对他们进行一种被称为功能性磁共振成像的大脑研究。虽然两组被试执行任务时的表现一样好，但自闭症的儿童在其额下皮层没有镜像神经元的活动。值得注意的是，这一区域的活动与患者在社交方面症状的严重性呈负相关，这意味着镜像神经元系统功能不良可能是导致自闭症患者社交技能缺失的原因。

镜像神经元系统似乎是共情的基础。在该系统健康的情况下，我们能够体验到他人的感受。当这一系统过于兴奋时，我们可能会过于敏感；当它不够兴奋时，我们可能会在伤害别人（的感情）时毫不自知。一个健康的镜像神经元系统就像大脑的许多其他部分一样，对我们非常有好处。共情能够帮助我们在社会环境中如鱼得水，能够帮助我们回答诸如此类的问题：这个人会不会喂我？会不会爱我？会不会攻击我？晕倒？逃跑？哭喊？你预测别人的行动和需求越是准确，你自己就越是能如鱼得水。能够把自己调整到别人的频率上并与别人产生共情是一种能力，有了这种能力我们才有可能产生理解、依恋、结合以及爱，所有这些对我们的生存都是很重要的。

在关于管理者为什么会失败的数项研究中，"对别人感觉迟钝"或缺乏共情是所有缺点中最多被提及的一个失败原因。对于那些未能取得成功的执行官，以下就是一些典型的评价：

> 他从不协商，他容不下任何不同意见。
>
> 他能够跟着一头公牛穿过一家瓷器店，但仍然会打碎瓷器。
>
> 他让别人觉得很傻。
>
> 她总是对她的雇员发号施令。
>
> 当一个项目成功的时候，功劳都是他的；当一个项目没有成功的时候，就有人要被炒鱿鱼了。
>
> 要么按照她说的办，要么就滚蛋。如果你不同意，你就出局。

任何一项工作都有可能因为共情缺失而失败。缺乏人际技能不仅会让别人躲着你，还能让他们暴怒并对你产生后果严重的憎恶情感。一起工作的同事在你犯严重错误时，可能会装作没看见；情人为了自己所遭受的伤害，可能会报复你而处处挑你的毛病；一位熟人可能开始找借口来减少跟你在一起的时间。缺乏共情还有一个严重的孤立效果，不仅会造成孤独，还能减少别人对你的"现实"反馈，并使你接触不到同事或朋友的创造力和知识。我遇到过这样一个案例，一位经理在被一位企业主严厉训斥之后，回到了他的办公室。他因为助手没有备妥一份报告而大发雷霆，而他的助手因为孩子在日托中心撞在桌角上碰破了头而不得不送孩子去医院。她被训斥后跑到卫生间大哭了一场。这个经理和他的助手一个星期没有说话，这位助手尽管需要这份工作但最终还是辞职了。如果每个人都不是只想到自己的难处，而是花一分钟想一想对方有什么样的难处（共情），就有可能避免这场争斗。

你的共情怎么样？你能感受到别人的感受吗？你有没有因为没有顾及别人的感受而影响了自己的人际关系？或者当一个人诘难你时，你有没有想过他可能正在经历什么事情，才使他以这种方式对待你？当然，你也可以把最后一个问题发挥到极致，把任何针对你的消极批评都归因于别人的问题。平衡是关键。当你得到消极的评价时，你总是需要问自己两个问题：第一，是不是我做错了什么事让别人这样说我？第二，在他身上到底发生了什么事，让他如此这般行事？这两个问题有助于让你对别人更为敏感，并增加你成功的可能性。

开发共情涉及多项重要的技能，以下三项练习可以用来帮助你增强你的共情技能，站在别人的角度并理解别人的需要。

镜映技术

通过学习被精神病学家们称为镜映技术的技能，你就能提高理解他人并与他人交流的能力。你可以在任何人际互动情境中运用这项技能，以增强你的人际关系的和谐度。当你对某个人使用镜映技术时，你可以呈现或模仿他的身体语言（姿势、目光接触和面部表情），并且在对话中使用对方习惯使用的词汇和短语。例如，如果某人在他的座椅中身体前倾，热情地看着你。不必说什么，只要摆出跟他一样的姿势就可以了。如果你注意到他好几次使用了同样的短语，比如"我相信我们这里有位胜利者"，记住这个短语并在你们之间的对话中运用这个短语。这不是模仿，因为模仿有取笑的意味；相反，这种方法有助于让对方在潜意识中建立起对你的认同感。

黄金法则

黄金法则练习是一种能够帮助你走出去，并进入别人的感情中的练习。在一次人际互动中，你希望对方在这种情境中怎样对待你，你就怎样去对待他。例如，正当你想要与配偶缠绵时，对方却感到有点儿头痛，这时，不要有被拒斥的感觉，有意识地努力去理解这一情况。你可以这样说："在上床之前头痛真是糟透了，需要我为你取些什么东西吗？"在通往激情的路上，这句台词要比"你总是头痛"这样的指责有用得多。

站在别人的角度上看问题

今后当你与别人的观点发生分歧时，站在他的一边为他说话。最起码在口头上同意他的观点。为他的观点找理由，理解他的观点，看看他这种观点是从哪里来的。尝试两次。虽然这是一项很困难的练习，但如果你运用它去学习更好地理解别人，效果会非常好。为了有效地尝试这项练习，你必须首先学会不加打断地倾听对方的观点。真正的倾听是不容易做到的，但如果你能集中注意力于复述你所听到的内容，你就差不多要成功了。注意：在做这项练习时你还将会注意到的一个现象是，一个很难对付的人将变得不那么难对付。同意他的观点等于是釜底抽薪，没有了燃料，他的怒气也就会平息。

🎗 L：倾听

唐娜经常跟她丈夫生气。白天，她会想象傍晚时分他们在一起谈心并关心彼此需要的浪漫情境。当她的丈夫回到家里、又累又乏，并且满脑子还在想着白天工作的辛苦时，她感到失望，然后就会冲他发火。她的丈夫摸不着头脑。对于妻子白天的想法他毫不知情，也不知道自己正在让妻子感到失望。在经过 10 多次的治疗之后，唐娜学会了如何预先表达自己的需求，最终她发现丈夫还是很善解人意的。

在人际关系中，我们可能会对伙伴和同事有一些期望，但却从来没有明确地告诉过他们，我们假定他们应当会知道我们的需要，而当他们没有准确地猜到我们的心思时，我们就会感到失望。这样的事情太多了。如果人际关系中的双方都要感到满意，准确的沟通交流是非常关键的。

以下就是在人际关系中 10 个妨碍沟通的因素。

1. **态度差**。由于态度不好，你可以想象这样的谈话不会有任何成果，因此，你可能不会以一种积极的方式来引导谈话。如果你对谈话对方有消极的假定，你的态度就好不起来。因为你不信任那个人，当你们在一起时你就会拘谨而警惕。

2. **期望和需求不明确**。你是不是指望别人能够猜中你的需要或需求呢？别人能够猜中我们的需要那真是棒极了，但绝大多数人都很忙，以至于他们很难看到别人的需求。这并不意味着他们好或他们坏，很简单，这只意味着说出你的需求很重要。

3. **身体语言不明确**。身体语言非常重要，因为身体语言会发出有意识和无意识的信息。当你未能与谈话对方进行目光接触，未能以面部表情或身体姿势向对方做出确认时，对方就会感到迷惑、感到孤独并感到失去了继续进行谈话的热情。目光接触和身体确认对于良好的沟通是基本的。

4. **分神**。分神常常会造成沟通失败。举例来说，如果对方正在全神贯注地看球赛，这时候你要跟他谈一些重要的事情，显然不是一个好时机。

5. **对于你说的话，永远不要请求反馈**。你可能假定你在向对方发出清晰的信息，而对方的理解跟你想的可能完全不是一回事。反馈对于清晰的交流是基本的。

6. **抛出太多的事情**。当人们感到被逼到了一个角落，为了维护自己并强烈地表达自己不同意的原因，他们就会在讨论中翻出许多不相干的陈年老账。在充分讨论完一个问题之前，不要打岔。

7. **猜度别人的心思**。这是指你武断地预测一个人的想法，然后按照这些"想象的"信息做出反应。猜度别人的心思时常常是在投射自己的想法。即使在一对夫妻结婚30年之后，他们仍不可能总是猜中另一半的心思。问清楚对方的想法对于良好的沟通是基本的。

8. **总认为自己是对的**。这会破坏有效的沟通。当一个人在一场对话中总认为自己是对的，交流就不存在了，存在的只是一场辩论。

9. **好争吵**。贬损、讽刺或低估对方的观点会损害有意义的谈话并在人际关系中拉开与对方的距离。

10. **缺乏监督和跟进**。要得到自己需要的东西，常常需要重复的努力。重要的一点就是不要放弃。当你不再声明自己需要什么时，你虽然表面不说但心里实际上在怨恨对方，而这会破坏了你们之间的关系。要想得到你想要的，坚持是非常重要的。

在生活的方方面面，清晰的交流是成功的关键。太多的时候，在个人关系或业务关系中，我们有一些期望和希望，但我们却从来没有清晰地让对方知晓。作为组织和企业的顾问，我已经发现，劳资纠纷中的一个潜在问题常常是缺乏清晰的沟通。在很多情况下，当沟通得到改善以后，问题也就很快解决了。

举例来说，乔作为一名行政助理，经常生她老板的气。老板会给她一些项目的概括指导，如果发现事情没有如他所愿地完成，老板就会找她的麻烦。因为老板粗暴的举止，她很怕老板，以至于不敢问老板与工作有关的具体问题。她开始讨厌这份工作。她开始经常性地头痛、脖颈发紧，并不断地涌现出想另找一份工作的想法。她的一位朋友鼓励她把自己的挫折告诉老板。那位朋友说："反正你也要辞职了，你不会失去什么的。"令她惊讶的是，那位老板很能接受她这种直抒胸臆，并鼓励她当对他分配的项目有问题时就尽管提。

以下是人际关系中有效交流的 6 把钥匙：

1. **态度要好**。假定对方和你一样想要建立良好的关系。人们常常会被自己的愤怒和失望所控制，这使他们在不知不觉中把事情弄糟。有好的态度才能有好的心境，有了好的心境才能产生积极的结果。我把这称为要具备与人际关系相关的"积极基本假设"。

2. **以一种积极的方式明确说出你的需要**。绝大多数人自己的事情都忙不过来，所以没有时间考虑你的事情。在大多数情况下，直截了当是最好的方法。但你提出要求的方式也很重要。可能在你提出郑重的要求后，会遭遇到对方的敌意；也可能在你以温和的方式提出要求后，却没有人拿你当回事儿；或者你可能以坚定而友善的方式提出要求后，得到了你想要的。你接近对方的方式对你的成功概率确实起很大的作用。

3. **减少分心，并确信对方在注意你**。对方忙的时候不要找他谈事情，对方匆匆忙忙要出门的时候也不要找他谈。

4. **询问对方的反馈，以确保对方能正确理解你**。清晰的交流是一个双向车道，而较重要的一点就是要知道对方是否正确领会了你的意思。你只需要简单地问一句"告诉我你是怎样理解我说的话的"。

5. **成为一个好的倾听者**。在你对对方的话做出回应之前，重复一下你认为他们说了什么话，以确保你正确领会了他们所说的话。像"我听到你说……"或"你的意思是……"是良好沟通的黄金准则。这允许你在做出反应之前检查一下你听到的内容。

6. **对你们交流的内容进行监督和跟进**。要得到你想要的东西通常需要重复的努力。不要轻易放弃是非常重要的。

🎖 A：决断

说出你真正想要表达的意思是非常重要的。决断和交流是联系在一起的。决断意味着你以一种坚定而合理的方式表达出你的思想和情感，不允许其他人在情绪上践踏你并且当你不情愿时拒绝说"是"。不要把决断等同于刻薄或具有侵犯性。以下是有助于你以健康的方式表明态度的 5 条规则。

1. **不要仅仅因为它让你感到不舒服就在别人的愤怒面前屈服**。焦虑的人常常会这样做。因为我们焦虑，所以我们不假思索地同意。但是，不假思索地同意，我们实际上在教对方对我们刻薄。我们是在告诉对方：用愤怒来操纵我们是行得通的。这并不意味着你也要向对方发火，但不要仅仅因为你感到焦虑而同意，这正是运用我先前教你的深呼吸这一技巧的好时候。缓缓地做三次深呼吸，认真想想你的意见是什么，然后平静地说出你的意见。

2. **不要让别人的意见控制你的感觉**。只要你的意见是合理的，你就应当坚持你的意见。你是怎样考虑那种情况的？焦虑中的人总是容易转变他们的立场。花工夫去了解你的想法和信念。

3. **说出你真正想表达的意思，对于你认为正确的事要坚持**。这会让人们更尊重你。如果你是一个敢于表达自己真实想法的人，人们会更喜欢你。

4. **保持自我控制**。愤怒、刻薄或具侵犯性不是决断。以一种冷静和清晰的方式表达决断。

5. **尽可能和善，但首先要坚定地表明自己的立场**。我们在教别人如何对待我们。当我们在对方大发雷霆时屈服，我们实际上是在教他们以这种方式来控制我们；当我们以一种坚定而和善的方式表明自己态度的时候，别人会更尊重我们，而且他们也会以同样的方式来对待我们。

现在，如果你已经让一个人在情绪上压倒你有很长时间了，他可能会有一点点不愿意改变。如果你坚持自己的决断，你是在帮助他以一种新的方式与你建立关系，这种关系会更好些，最终你会更加尊重你自己。

🏅 T：时间

人际关系需要你实际投入时间。因为现代的家庭中父母双方都要工作，上下班时交通拥堵，电子邮件、互联网、电视、电子游戏以及许多其他让人们分心的事物，我们的生活已经受到了很大的限制，我们和我们的父母、朋友在一起的时间已经被严重压缩了。但是为那些对你重要的人挤出时间将大大地改善你的人际关系。时间对于关系来说非常重要。你不需要大量的时间，但你需要专门用来经营关系的时间。

在我教养子女的课程中有一项练习，我把它称为"特别时间"。练习要求你每天花费20分钟的时间与孩子一起做他想做的事。20分钟的时间并不长，但这项练习对于提高关系的质量很有好处。在这段时间里，我有一条规则：不命令、不提问、不指导。这不是要尝试解决问题的时间，这段时间只用来和你的孩子在一起做他想做的事，不管是玩一个游戏还是散一会儿步。与我教授他们的其他东西（包括药物治疗）相比，这项练习对于改善父母与子女之间的关系所起的作用是惊人的。寻找不同的途径在你重要的关系上花点儿时间。把这种时间看成建立良好关系的一种投资。

🏅 I：探究

早些时候，我们在书中讨论了如何杀死侵蚀我们心灵的"蚂蚁"或消除自动的消极想法。当你在一种关系中与人相处得很难受时，有一点很重要，那就是要探究那些让你难受的想法。例如，当你与丈夫闹别扭时，你听到自己的内心在说"我说的话他从来都听不进去"，把它写下来，然后问自己这是不是真的。我们自己对自己说的那些评价他人的小小谎言常常会给我们和他人之间的关系造成不必要的芥蒂。关系要处得好，头脑一定要清晰。无论何时，当你感到某个人使你悲伤、愤怒或紧张时，检查你的思想。如果有任何"蚂蚁"或谎言，把它们杀死。

🎖 N：更多地关注你所喜欢的，而不是你不喜欢的

建立良好的人际关系的一个秘密是，更多地关注你所喜欢的，而不是你不喜欢的。当你在这么做的时候，你就是在塑造你的互动对象的行为。关注你所喜欢的会使你所喜欢的行为出现得更多。我第一次学会这个道理是在我儿子7岁大的时候，那时候我们一起生活在夏威夷。我那时正在参加一个儿童精神病学伙伴培训项目。有一天我想要跟儿子安东尼单独度过一段时间，我领他去了一个叫"海洋生活公园"的地方，那里就像是"海洋世界"。我们一起度过了非常愉快的一天。我们观看了杀人鲸表演、海豚表演以及海狮滑稽表演。在那一天就要结束的时候，我的儿子拽着我的衣角说："爸爸，带我去看胖子弗兰迪。"我说："谁是胖子弗兰迪？"他说："爸爸，是那只企鹅。"我看了看节目单，上面有胖子弗兰迪的表演公告。胖子弗兰迪是一只企鹅王，它在海洋生活公园的露天大型运动场表演。当我们走到运动场时，运动场中已经坐满了人。

弗兰迪真是让人着迷，表演一开始，它就沿着一个梯子爬上了一个高高的跳水板。它站在跳水板的一端，然后跳入水中。当它从水中浮上来以后，按照驯兽师的命令，它用鼻子鞠躬，它用鳍状肢数数，还穿过了一个火圈。我心想："这能有多酷啊？"而我的儿子则一个劲儿地鼓掌。他真的非常高兴能观看这场表演。当表演快要结束的时候，驯兽师让弗兰迪去拿回一样东西，弗兰迪去拿了那样东西又把它带回来交给了驯兽师。当我看到这里时，心想："当我让儿子拿样东西给我时，他会和我讨论20分钟然后也不去拿。"我知道我的儿子要比那只企鹅聪明。过去，我常常发现我的儿子让我很有挫折感，让我生气。

表演结束后，我去找驯兽师问他是如何让弗兰迪去做那些事情的。驯兽师显然理解我为什么要问她，因为她先看了看我儿子，然后她看着我说："驯兽师和家长不一样，每当弗兰迪做了任何我想要它去做的事情时，我会关注它。我给它一个拥抱再给它一条鱼。"我的脑子一闪，马上意识到，无论何时当我儿子做了我想让他做的事时，我不会去关注他，因为我太忙了。但是当他不去做我想要他去做的事情时，我会非常关注他，因为我不想自己的孩子成为不听话的坏孩子。我不经意地在让他为了吸引我的注意力而成为一个坏孩子。于是，为了提醒自己更多地关注我喜欢别人的方面，而不是我不喜欢别人的方面，我开始搜集"企鹅"。我拥有超过 2 000 只"企鹅"。

如果弗兰迪由于没有完成驯兽师要求的动作，驯兽师让它一天都不好过，你想弗兰迪会干什么？如果驯兽师朝它大吼大叫，"你这只愚蠢的企鹅。我不敢相信我会碰到一只像你这么笨的企鹅。我们应该把你送回南极去，另外找一只来替换你"，又会怎样？如果它能理解她，就看它的脾气怎么样了，它有可能会去咬她，也有可能会躲到一个角落里哭泣。

当你生命中的重要人没有去做你想要做的事时，你会怎么办？你会不会批评他们到无地自容？或者你会喘口气，并更多地去关注你喜欢的行为而不是你不喜欢的行为？这一点很关键，这是改变行为的一个重要秘密。更多地关注那些你喜欢的行为，而不是你不喜欢的行为。这并不意味着在必要时你不能决断。这意味着在你的心目中你正在领会如何以积极的方式塑造一种情境。

🎖 G：与优秀的群体建立联系

当你与那些消极和有敌意的人在一起的时候，你容易感到紧张、焦虑、消沉和抑郁，你身体中应激激素的分泌会增加。应激激素皮质醇的增加会破坏海马区的神经元，而海马区是大脑中的主要记忆中枢。多年来，一直有人告诉我，与患有精神分裂症、双相情感障碍、抑郁、惊恐障碍、多动症或边缘型人格障碍者在一起生活会对一个人的身心健康产生消极影响。如果这些疾病未经治疗或未经充分治疗，则患者给其家庭成员造成的长期压力极具破坏性。例如，未经治疗的注意力缺陷多动障碍患者的母亲们有很高的抑郁症发病率，她们常常抱怨说与生孩子之前相比，她们更容易生病，并且脑子也不像以前那么好用了。

看看你自己的情况。你周围的人是不是都相信你并且给你积极的信息？他们是不是会鼓励你对自己感觉良好？或者跟你在一起的人是不是总是不停地让你失望或不重视你的意见？跟你相处时间最多的 5 个人是谁？他们是积极的还是消极的？把你对每一种关系的感觉用一个从 1 到 10 的量表加以测量，1 代表非常消极的关系，10 代表一种提携和支持性的关系。运用这一信息来评价你的关系，看看哪些关系是你需要加强的，而哪些关系是你考虑应当结束的。正如奥普拉·温弗瑞说过的那样："只与那些能够把你拔得更高的人交往。"我会补充说，这种方法肯定会为你营造一个值得信任的人际网络支持。

本章讲到的这 8 把钥匙将改善你的人际关系并帮助你建立社交网络。富有责任感，能够共情、倾听、决断，肯在经营人际关系上花时间，对你的消极想法进行探究，更多地关注那些你喜欢的行为而不是你不喜欢的行为，并尽量与积极向上的人在一起，这些都将帮助你挖掘出自己最大的潜力。

创意大脑是怎样炼成的

我曾经与一位身为海斯曼杯候选人的小伙子约会，他告诉我说除非你带着球奔跑，否则他们不会试图拦截你。

—— 一位心怀感激的病人

特立独行地思考

从词源学上来说，"特立独行"（maverick）一词的原意是未烙印的小牛。这一词语源于得克萨斯州的律师塞缪尔·马弗里克（Samuel Maverick），他拒绝给牲畜打上烙印。后来，这个词就用来指代那些独立思考的人。在我很小的时候，我父亲就说我特立独行，那是带着贬义的。我从来不会只为了息事宁人而听从他的观点。我的大哥吉米在他面前就比我圆滑得多，虽然在我们小的时候他经常欺负我。当我有自己的思想或观点时，我就必须表达出来，这在我和父亲之间制造了不少紧张气氛。

1972 年 7 月我 18 岁时，我不得不去注册参加征兵。在 365 个人中我摇到的号码是 19，这意味着我非常有可能会应征入伍。我与征兵人员谈了我的选择。在那个时候，我很想成为一名兽医，我了解到军队有一个能够培训我成为一名兽医助理的计划。这听起来很有趣。我告诉了父亲我所了解到的情况，而他以惯有的风格告诉我不能参军。那时候正在打仗！当我最终说服他不管怎样我都有可能会参军，而且这份工作听起来很有趣，再说我会去欧洲，他只好勉强同意，并说："好吧，我会开车送你去公共汽车站。"让他不开心这让我很伤心，但是他不可能为我做出决定。应征入伍，并在读大学之前可以有一段额外的成长时间，这段时间能够离开严厉的父亲，这是我一生中做出的最聪明的决定之一。

我的父亲告诉我，权威人物并不总是对的，即使那些非常成功的人也是一样。数年以后，特立独行已经成了我建立自己个人成功的一块基石。即使当别人不同意我的观点时，我也能够独立做出决定。我们在亚蒙诊所从事的工作被很多同行称为特立独行。我们把脑成像技术用于精神科的诊断和治疗，我们认为，除了大多数精神病学家用于做出诊断的标准症状分类之外，我们还需要更多信息。当我们认为营养补充剂可以替代药物治疗或对药物治疗起补充作用时，我们就用营养补充剂。我相信应当对病人和大众进行脑健康教育，并推出中学和大学课程来鼓励脑健康教育。这并不是精神科诊所通常的经营活动，但这正是为什么会有这么多人来找我们看病的原因。除了那种标准的 55 分钟精神科晤谈，然后再给他们的药物治疗续上药之外，他们想要一种不一样的治疗。

在《工作中的特立独行者：为什么商业中大多数具原创性的头脑会赢》（*Mavericks at Work*）中，威廉·泰勒（*William C. Taylor*）和波莉·拉巴尔（Polly LaBarre）解释了为什么是创新者和暴发户在创造商业的未来。他们说："如果你想要知道未来，就把它创造出来……非传统的观点和开拓性的策略将会成为 21 世纪的商业计划，也将为领导、竞争、成功提供一条更好的途径。"在适当的条件下，特立独行是许多成功人士的一个关键特质。

为了融洽相处而跟着他人走，特别是当事情的发展不对时，这么干是有害无益的，而且还会使人意志消沉。对我来说，当父亲希望我同意时，或当我的上级住院医生希望我不要冒犯她时，从表面上看，跟着走是要容易一些，但长此以往我会失去自己的灵魂。我不会知道他们会在哪里止步，也不会知道我应该在哪里起步。虽然跟着别人走可以消除自己内心的焦虑或被拒绝的恐惧，但会从一开始就注定你要经受挫折，你将得不到他人的重视，你会伤心，并且你还会因此而缺乏原创性思想。在本章中，我将讨论特立独行的思考者的 4 个特质，以及一些令人着迷的脑成像研究，这些研究讨论的是哪些因素制约了人们独立的、创造性的思考。首先让我申明：做一个特立独行的人并不意味着否定、反对或喜欢争论。仅仅为了要跟别人不一样而反对别人是两岁小孩的特质，是大脑不成熟或僵化的表现。

什么是特立独行的思考

特立独行的思考与 4 个特质有关：

1. 独立思考。
2. 不仅仅因为那是一个规范就接受这个规范。
3. 以与众不同的方式来创造或思考。
4. 有一种充满激情的信念，认为自己能够有出众的表现。

特立独行者能独立思考。他们非常独立并相信他们自己的能力。他们善于倾听，善于搜集必要的信息，善于仔细地考虑问题，但是他们以自己独特的方式来整合信息。有些独立思考者可能是因为小时候成长于鼓励独立思考的环境，而有些独立思考者恰恰是因为经常受到压制，他们特立独行的倾向是作为对父母、老师的反抗而出现的。

托尼·东基（Tony Dungy）是 2007 年超级碗冠军队印第安纳波利斯小马队的教练，在他的著作《沉静的力量》（Quiet Strength）中描述了特立独行的思考。东基教练是一个笃信宗教的人，由于他父亲的鼓励，他不相信大吼大叫，不相信诅咒，也不会去贬损运动员。他会在一个赛季一开始就告诉他的运动员，他说话的声音永远都不会比他平常的声音更大，但当他实在感到失望的时候，实际上他说话的声音很可能比他平时的声音更柔和。有人批评他，说他没有像别的教练那样表现出更多的情绪，但那不是他的风格。他对自己的方式显然是得心应手的。

独立的思考者不会去遵守别人认为他们应该遵守的规则。他们不会因为大家都这样做就去遵守一个规范。那些反社会的人仅仅因为他们能够违反规则就去违反规则，而特立独行的人不是这样，他们会评价这些规则是不是有意义。如果这些规则有用，他们就会利用这些规则；如果没用，他们就会寻找更好的规则。特立独行的人很精明，但并非不讲道德。如果违反规则的代价是让他们失去生计或损害家庭的福利，除非真正有很好的理由如此行事，否则他们是不会去违反规则的。

《为什么强尼不能阅读》（Why Johnny Can't Read）的作者鲁道夫·弗莱希（Rudolf Flesch）曾经写道："创造性思维大概仅仅在于意识到，如果一件事以前是怎么办的，现在还怎么办，那么并不会有什么特别的结果。"一旦你认识到这一概念，你就拿到了特立独行者俱乐部的入场券。具有创造性就是有能力以一种不寻常的眼光看待寻常的事物，并以不同的方式接近寻常事物。不幸的是，许多人错误地把创造性等同于疯狂，他们会列举凡·高、海明威等人作为证明。但是，当前的医学研究告诉我们，我们的大脑越健康，我们就有可能越有创造力。

精神病学家、医学博士丹尼尔·欧弗（Daniel Offer）研究了数百名少年，观察了一个"普通的"青春期少年具有的特点。他描述了心理成长的三种截然不同的模式：动荡型、偶发型以及持续型。动荡型的少年在青春期的绝大多数时间里都处于麻烦之中，偶发型的少年会周期性地产生一些问题，而持续型的少年只会产生很少的问题。欧弗医生给研究项目中的年轻人做了墨迹测验，发现那些具有最健康成长模式（也就是持续成长型的少年）的人，对测试做出了最有创造性和最不寻常的反应。创造性与健康相关。具有创造性的人会搜索他们能够获得的所有选项，不管是正统的还是非正统的，他们会尝试新观点，即使当他们并不确信这些新观点是否有效时也是如此。

特立独行的最后一个标志就是一种认为自己的生活很重要，认为自己能够创造自己的生活并对自己的生活有积极影响的感觉。激情和目的会驱动特立独行者，使他们有动机去创造有用的事物，或为了让生活更有效率、更精彩或更有意义而反对制度。正如我们在第 4 章中所讨论过的那样，大脑中有涉及伏隔核和基底神经节的激情回路。这些脑区会对神经递质多巴胺做出反应，而多巴胺与驱动力、动机和显著性有关。想要成为一个团体的一员或希望被别人接受的力量是如此强大（我们在下文中将会看到有多强大），以至于为了做一些不一样的事情或置身于团体之外，这件事情之中或事情本身就对你具有内在的奖赏或具有深刻的个人意义。

在我开始脑成像工作后的两年里，我招来了同事们暴风骤雨般的批评。"精神病学家不是干这个的"是我听到的最多的指责。因为批评自然会引发焦虑，所以我痛恨被人批评。别人的批评会让我晚上睡不着觉，内心深处会产生一种被泛化了的不安。在一年的时间里，我不在亚蒙诊所里谈论这项工作。我试图找出应对争议的办法。在 1995 年 4 月的一个深夜，我接到了我妻子的妹妹雪莉的电话，她哭着告诉我，我的外甥安德鲁在没有任何特殊原因的情况下，在垒球场上攻击了一个小女孩。攻击是在没有人激惹他的情况下突然发生的。雪莉告诉我说最近一年来安德鲁的行为变得越来越糟糕。他从一个又可爱又快乐的孩子变成了一个容易愤怒并且抑郁的人，有严重的自杀和杀人的想法。她在他的房间里发现了两张图，一张画的是他从一棵树上掉下来，另一张是他正在向其他儿童射击。我告诉雪莉第二天带安德鲁来看我。安德鲁的父母驱车 8 小时来到了我的诊所。

当我和安德鲁以及他的父母坐在一起的时候，我知道事情不大对劲儿。我从来没有见到过他如此愤怒，如此抑郁。除了一句"我就是总会发疯"之外，他不知道他的行为会有什么后果。他说没有人伤害他或嘲弄他。他也不知道他为什么要去攻击别人。他没有严重精神疾患的家族病史，他的头部也没有受过伤害，他还有一个美满的家庭。与绝大多数临床状况不一样，我了解这个家庭。安德鲁的父母都很爱他、关心他，并为他的成长担忧。到底是什么地方出了问题？

我同事中的绝大多数人会给安德鲁采取某种药物治疗，或让他去找一位咨询师做心理治疗。那个时候我已经完成了超过 1 000 个脑扫描研究，我首

先想要安德鲁的脑部图像，但同事们对我脑成像工作的敌意还记忆犹新，我
开始质疑自己。也许这真的是由一个家庭问题造成的，只是我不知道罢了。
也许这真的是一个心理问题。（说句题外话，如果你接受过良好的精神分析
训练，你可以在任何人的家庭中发现污点。）我想：安德鲁这样做也许是因
为他的哥哥是一个"完美"的孩子，学习成绩很出色而且身体也棒极了；也
许安德鲁的这些思想和行为，只是为了掩盖其作为一个黎巴嫩家庭次子的不
安全感；也许安德鲁想要感到有力量，而这些行为只是与"控制"的问题相关。
之后，逻辑又开始占据我的大脑，一个 9 岁的孩子不会无缘无故地攻击其他
孩子。他们通常不会想到自杀或杀人。我需要看下他的大脑扫描图，如果脑
成像看起来是正常的，那么我就可以进一步研究安德鲁可能存在的潜在的情
绪问题。

　　我和安德鲁一起走进了扫描中心，在对他的大脑进行成像研究时，我握
着他的手。当他的大脑出现在电脑屏幕上时，我想，一定是在扫描过程中出
了什么错。安德鲁没有左颞叶（见图 11-1）。在对整个扫描过程进行迅速的
检查之后，我意识到扫描仪的质量是没有问题的。他确实是左颞叶功能缺失。
他是不是生了一个囊肿、一个肿瘤或先前有过中风？当我看着电脑屏幕的时
候，我一面为他感到害怕，一面松了一口气，因为我总算是可以解释他的攻
击行为了。我和其他同事的研究都证明左颞叶与攻击性有关。第二天，我给
安德鲁做了一次磁共振成像扫描，扫描显示在他左颞叶的位置有一个高尔夫
球大小的囊肿（一个充满液体的囊）。我知道这个囊肿一定要切除。但是，
寻找一个愿意把这个囊肿当回事儿的医生的过程让我很受挫。

　　那一天，我给安德鲁在加利福尼亚州奥良治的儿科医生打了电话，告诉
他安德鲁的临床状况以及脑成像的发现。我告诉他，要找到最好的医生把囊
肿从他脑子里拿出去。他联系了三位儿科神经科专家。三位专家都说安德鲁
的消极行为可能与他脑中的囊肿没有任何关系，在他出现"真正的症状"之
前，他们不推荐给他做手术。

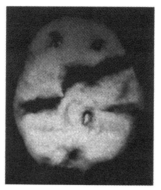

注意缺失的左颞叶

图11-1 安德鲁缺失左颞叶的脑扫描图

当安德鲁的儿科医生告诉我这一消息时，我不禁愤怒了。有一个孩子，有杀人和自杀的想法，对他的行为失去了控制力并且有攻击行为，这还不算是真正的症状吗？我联系了圣弗朗西斯科的一位儿科神经科专家，他告诉我的也是同样的话。然后我给哈佛医学院的一位朋友打了电话，也是一位儿科神经科专家，她跟我讲了同样的话。她甚至也使用了"真正的症状"这个表达。在我逼问她的时候，她开始试图澄清她的理由。"当我说'真正的症状'时，我是说像癫痫和言语障碍这样的问题。"我又是愤怒又是震惊！难道我们的医务工作者们真的没有把大脑与行为联系起来吗？但我不能等到这个孩子自杀或杀人再去给他做手术。

我给加州大学洛杉矶分校的儿科神经外科医生、医学博士乔根·拉扎莱特（Jorge Lazarette）打电话告诉了他安德鲁的事。他告诉我，他曾经给三个有左颞叶囊肿的儿童做过手术，三个孩子都有攻击性。他也怀疑左颞叶和攻击性是不是存在相关。谢天谢地，在对安德鲁做了评估之后，他同意帮安德鲁切除那个囊肿。

当安德鲁在手术后醒来时，他冲着妈妈微笑。这是他一年以来第一次微笑。手术后一醒来，他的攻击性想法就不见了，他脾气也改变了，他又变成了那个小可爱。安德鲁是幸运的。当他的行为失控之后，有爱他的人能够关注他的大脑。自从这次个人经验在我大脑的记忆和情绪中心引起共鸣之后，我决定，不管有多少质疑指责我，我必须让更多的人知道我所从事的这项工作。当我想到这个故事或讲述这个故事时，有时候我还会哭出来。我想到了所有有攻击性行为的儿童、少年以及成年人，我们从来都没有看过他们的大脑，便给他们贴上了坏、邪恶等不好的标签。没有行动，我们只是谴责他们。如果你从来都不看他们的大脑是如何挣扎的，那么评判一个人并不会很容易。安德鲁现在已经 21 岁了，他已经参加了工作，是一个很棒的小伙子。他的这段经历给了我动力和勇气，让我能够在这么长的时间里，一边对付我的批评者，一边开展我深爱着的脑成像工作。

为何特立独行的思考如此罕见

要进行特立独行的思考，最大的障碍之一，就是想要被我们的同伴群体所接受的强大愿望。想要从属于家庭、朋友和同事的小团体并成为其中的一分子，这种需要是我们的大脑生来就有的。当我们单独外出探险的时候，当我们独立思考的时候，我们有可能会被我们热爱的群体所排斥或嘲笑。

在来自于埃默里大学的一项令人着迷的研究中，研究者们发现了大脑处理社会合作的关键。合作起作用的中枢与可卡因起作用的中枢是一样的。当我们与别人合作时，愉悦回路就会被接通，即使要让我们自掏腰包。与人相处会令人感觉良好。合作会强化其自身。准确地说，反对群体的感觉很糟糕。哲学博士詹姆斯·瑞林（James Rilling）、医学博士兼哲学博士格里高利·伯恩斯（Gregory Berns）及其同事们在 36 位妇女玩囚徒困境游戏时对她们的大脑进行了扫描。这一游戏探索了建立在互惠性利他主义原则上的合作。

为了帮助你理解这项研究，我稍微对这个游戏加以介绍。囚徒困境是一种非零和游戏。一个零和游戏就是一个简单的胜负游戏，就像三连游戏、扑克或象棋。只要有一个赢家，就会有一个输家。如果我赢了，你就输了。非零和游戏则允许合作。有一些举动会让游戏双方都受益。在囚徒困境中，你和阿尔伯特（这一游戏由普林斯顿数学家阿尔伯特·塔克尔命名）作为一桩罪行的嫌疑犯而被警察抓了起来，并分开关在不同的囚室里进行审问，你们没有彼此交流的机会。在这一游戏中不管是你有罪还是阿尔伯特有罪都是没有区别的。你们双方都知道以下几条规则。

- 如果你们双方都坦白，你们都会被判处4年有期徒刑。

- 如果你们双方都不坦白，警察会认定你们对这桩罪行负部分责任，你们都会被判处两年有期徒刑。

- 如果一方坦白而另一方没有，坦白的一方将会与警察达成交易，而另一方则要坐5年牢。

最佳的策略看起来很简单。不管阿尔伯特怎么办，你只要坦白总会好过一些，你要么不坐牢，要么坐 4 年牢；但阿尔伯特也知道这一点，所以你们最后都会坐 4 年牢。如果你们双方"合作"（拒绝坦白），你们双方最终都会好过一点，只坐两年牢。乍看上去，这个游戏很简单，其实要复杂得多。如果你重复玩这个游戏，目标是猜出阿尔伯特的策略来使你自己总的牢狱时间最短，阿尔伯特也将做同样的事。这一游戏的目标不是伤害阿尔伯特，而是去限制你自己的监禁时间，你可以利用阿尔伯特的仁慈，也可以通过合作达到这一目的。

让我们回到这项研究的结果。尽管在双方合作的时候，游戏者可以通过背信来获得最大的好处，但妇女们所玩的游戏中最常见的结果是相互合作。当相互合作的社会互动显示在大脑扫描图像中的时候，研究者们发现大脑的愉悦中枢，如伏隔核和尾状核等被激活。伯恩斯医生说："我们的研究第一次表明，社会合作能够对人类大脑提供内在的奖励。这意味着合作的利他主义驱动是生物性的，要么是在基因中编排好的，要么是在童年或青春期通过社会化习得的。"

瑞林医生说："互惠性利他主义激活了一个奖励回路，这一回路的激活经常会产生足够的力量以超越作为后续的诱惑，去接受利他主义，而不是交换利他主义。这可能就是驱动我们坚持合作性社会互动并收获可持续相互合作的果实的动机。"

从表面上看，研究者们论证了合作和利他主义是一件好事情，是一种适应性的社会技能。我不否认这一点，但是，如果你合作得太投入，以至于不知道自己还有什么思想，这就成了一件坏事情，并使你失去自我。根据这项研究，合作所起作用的大脑部位与瘾嗜相同。对于某些人来说，合作是如此重要，以至于我们允许我们的丈夫或妻子来控制我们、贬低我们，甚至虐待我们；我们对孩子的坏习惯予以放任，因为我们想要他们喜欢我们；我们干着并不怎么适合我们的工作，因为我们"只是觉得与同事们相处得还不错"；对于表现不好的雇员我们予以放任，只是因为不想和他们作对。当合作失去了控制的时候，就类似于一种瘾嗜。它会产生焦虑和这样的一些想法："无论如何，爱我吧""不要对我发火""我会做一切事让你回来""为了大家和睦相处，我会做任何事"。

这种焦虑变得太强烈了，以至于问题不能得到处理，所以你跟着别人走，以便和睦相处。这种焦虑会阻止你，使你不能说出你的思想，甚至让你不能产生自己的思想。

在另一项令人着迷的研究中，瑞林博士及其同事们探索了神经递质5-羟色胺对合作的影响。在前面已经提及过，5-羟色胺与情绪控制和认知灵活性有关。它帮助你较容易地转移注意力，做事更有灵活性，并学会忘记伤痛。再一次运用了囚徒困境游戏，健康的参与者被随机分配到两组。向一组被试提供一种包含色氨酸（5-羟色胺的一种氨基酸前体分子）的饮料，向另一组被试提供的饮料中不含任何色氨酸。在玩前述游戏时，饮料中不含色氨酸的那组合作水平显著较低，即使与他们先前的合作行为相比也是如此。研究者们得出结论认为，5-羟色胺对于社会互动是重要的。"这些结果表明，5-羟色胺对于获得社会合作行为起着重要作用。"

给病人开出选择性 5-羟色胺再摄取抑制剂（它能够增加大脑中 5-羟色胺的含量）的精神科医生经常看到病人的合作性在增加，而不合作行为或社会消极行为在减少。但是，我想，这样的药物是不是也会降低独立思考的能力和创造性呢？我认为我们需要足够的 5-羟色胺以便我们感觉良好、有足够的灵活性和合作性，但也不能走极端，不能丧失我们的自我认同而屈服于群体的意志。当事情不太对劲儿的时候，你需要有一些担心。

你如何失去了自己特立独行的声音

过度控制、依赖性、焦虑以及紧张同样会抑制独立思考。过度控制或要求对方盲目服从的家长、老师或经理常常是在和他们自己作对。无论什么时候，当你要求绝对服从或盲目服从的时候，你把独立的心灵锁在了外面，而且你拒绝倾听内心的声音。你限制了自身的成长。当其他人要求你和他们一样想时，你的心灵停止了工作。如果你懒惰的话，你会简单地服从、狂怒并强势地反对他们或者走开。

过度控制、依赖以及焦虑，是毁灭家庭并抑制个体成员独立思考和创造力的因素。亚当和灵德姗来我这儿咨询时都要奔 30 岁了，他们的婚姻关系就要结束了。在他们的婚姻要结束时，他们在一起已经有 12 年时间了。他们在中学时相识。灵德姗是在一个有严重虐待行为和酗酒行为的家庭中长大的。为了离开那个总是充满了紧张气氛的家庭，她黏上了亚当。虽然亚当也在跟他的父母闹独立，但他的家庭要稳定得多。对灵德姗来说，与亚当的关系对她是如此重要，以至于她为了维持这种关系愿意做任何事，甚至可以让他代替她思考。亚当天生就有一种控制性的人格特点，他是一个喜欢对抗而且固执的孩子。他总是希望别人按他的方式行事。他想要灵德姗在所有的问题上都同意他。在他们关系的初期，为了他们能在一起，她几乎在所有的事情上都听他的。当灵德姗进入 25 岁的时候，她开始对这种控制感到厌倦，并开始与亚当发生分歧。她那时是在经历她自己的青春期叛逆阶段，但这种叛逆比绝大多数人晚了 10 年，而且叛逆的对象是她的丈夫而不是她的父母。亚当唯恐失去在他们关系中的支配地位，其控制行为更甚于以前，为了让灵德姗同意他的观点，他常常在凌晨三四点之前不让她入睡。经过了那么长的时间，灵德姗已经成长了起来，并有了自己的思想。她已经受够了亚当自以为是的行为，于是选择离开他。亚当整个人都垮掉了。他不理解为什么事情会变成这样。亚当的家庭曾经警告过他，让他减轻灵德姗的负担，举止行为要更像一个伴侣而不是一个控制欲极强的父亲，但他听不进去。而对灵德姗来说，因为不正确的相处之道教会了亚当以消极的方式对待她，直到积习成性。通过心理治疗，他们开始理解自身的倾向性，并能够通过建立一种更为互惠的关系和掌握更好的沟通技能来达成和解。

如何发现你特立独行的声音

要找到你特立独行的声音是不容易的。这需要你不满足于现状，还需要你有以有效的方式改变现状的勇气。以下是有助于你发现自己声音的 5 个要点。

第一，保持大脑健康。有效的行为、决断、清晰的沟通、激情以及创造性思考，全都是大脑的功能。一个健康的大脑才能带领你过上富有成果的生活。

第二，争取幸福，但也要重视艰难时光的价值。特立独行者是与改变联系在一起的，而改变则需要一些前进的推动力，这种推动力常常是疼痛。顿悟极少发生在人生顺风顺水的时候。人们常常会在动荡不安中产生新观点，也只有在动荡不安中，人们才有寻求改变的情绪性驱动力。这就好像你生活中发生的一些事，只有当它干扰你到一定程度的时候，你才会有意识地寻求改变。上述灵德姗的案例就是如此。举例来说，一次工作危机可能会促成工作中的决断意识；婚外情常常会促进夫妻寻求心理治疗，在治疗中夫妻双方才能听到自己的声音；一次健康危机的出现会让人们更珍惜自己的生命以及与他人的关系。欢迎你生活中出现的那些危机时刻，不要马上就用酒精、购物旅行、电子游戏或色情来麻醉自己。艰苦时光可以成为你倾听自己特立独行声音的良机。

第三，心怀希望。如果你失去了自己的声音，要知道你能把它找回来。你不是一只蚱蜢。如果你把一只蚱蜢放在一个罐子里盖上盖子，你就能得到一个深刻的教训。罐子里蚱蜢的行为就像很多人终其一生的行为一样。最初，这只蚱蜢会拼命想要跳出这只罐子，用它有力的后腿把自己弹起来向瓶盖撞去，它可能一次又一次地尝试，不肯罢休。一开始它是非常坚持的，它可以尝试逃出罐子达数小时之久。但是，当它最终停止以后，它就不再尝试了。你可以把罐子的盖子取走，并拥有一只忠诚的蚱蜢宠物。一旦它相信自己不能改变现状的时候，也就接受现实了。

你可以看到这只蚱蜢和丧失了自己声音的人有多么相似。一旦人们相信自己被打垮了，他们无力改变现状，他们就会停止尝试而选择放弃，永远不再尝试。即使当"盖子"被取走时，他们也不会想到要离开；即使天上掉馅儿饼，他们也没有能力伸手去抓住它。但你不是一只蚱蜢，你应该寻找自己丢失的世界，并问自己需要做些什么把它找回来。当你的内部发生了变化之后，外部的改变也就不远了。正如我们已经看到的那样，你的大脑会让它所看到的成为现实。

第四，实践独立，承担个人责任。当你不同意某个人的观点时，告诉他，但是要以一种灵活的方式告诉他，坚定而有礼貌。利用这个机会来看一看，做一个独立的人会不会增加你的多巴胺。找到你自己的想法并练习把这些想法表达出来。当你在表达自己想法的时候，以一种有效率的方式表达。特立独行者善于有效率地与人沟通。我经常对我的病人说："说一件事有很多种方式。"

詹妮因为在夫妻关系中感到很无力而来向我咨询。她的丈夫是空军上校，即使她能够冲着他尖叫，但她已经丧失了自己的声音。我请她描述了一下她所关切的问题。

她抱怨说："他从来不听我说话。"

我说："能不能具体一点呢？"

"他回到家里总是在看报纸。他不跟我说话。"

我问："你是怎么尝试跟他沟通的呢？"

她带着情绪说："我凑到他的脸跟前冲他吼叫，说我想离婚，说我真后悔嫁给了他。"

她的话让我吃了一惊，我不禁哧哧地笑了起来。

她有些敌意地看了我一眼，说："你认为这很好笑吗？"

"不好笑，"我说，"只是不是很有效。如果别人这样对你说话，你会有什么感觉呢？我会被你吓坏的。"

詹妮一开始有些防御，告诉我她的丈夫在过去几年里伤害她的各种事情，但过了一段时间，她就学会了一些能够帮助自己更好沟通的交流技巧。几周以后，她开始自信满满地与她的丈夫进行沟通。当他丈夫坐在椅子上看报纸的时候，她说："我今天很想你，你今天晚上什么时候会有时间跟我聊一会儿呢？"她的丈夫吃了一惊，目光从报纸上抬了起来，说："你想什么时候聊都行，亲爱的，你是不是遇到麻烦了？"从那一刻起，詹妮意识到她自己的行为在多大程度上造成了他们之间关系的僵局，如果真是这样，她就能够改善他们之间的关系。她的发言权比她自己想象中要多得多。当你大吼大叫的时候，别人很难听进去你说的话。

第五，努力锻炼你的创造性技能。特立独行者能看到有一种需要没有被满足，他们会想到一个新奇的办法去满足这一需要，他们的思考会不受标准答案的局限。怎样才能打破原有的思维定式呢？怎样才能创造性地思考呢？根据罗伯特·弗兰肯（Robert Franken）的《人类动机》（*Human Motivation*），创造性被定义为产生或发现有利于解决问题、有利于与他人交流，以及有利于接纳自己或他人的观点、替代选项或其他可能性的倾向性。创造性就是以一种不寻常的方式看待寻常的事物。除了其他的要求之外，你需要接纳新的可能性或新的选项。认识到解决问题的方法有许多种，而且当你敞开心扉的时候，新的解决方法就会出现。创造性测验测量的不仅是人们能够发现替代选项的数量，还测量这些选项的独特性。发现替代选项的能力或以独特的方式看待事物的能力并不是偶然发生的，它与其他更为基本的思想品质相联系，诸如灵活性、对模糊或不可预测性的容忍度，以及从发现新事物中得到的乐趣（一种内在的好奇心）等。

米哈里·希斯赞特米哈伊[①] 在积极心理学领域，是世界上数一数二的研究者。在他的著作《心流》中，概括性地描述了"心流"的理论。该理论认为，当人们处于一种心流状态的时候是最幸福也最有创造力的。心流状态是指注意力集中或全神贯注于手头上的活动和当下的情境。心流的概念与感觉到"在那个域中"或"处于最佳状态"是一样的。每个人都会体验到沉浸在某种状态中，其特点是感到极大的自由、快乐、满足和创造性。世俗的关切（时间、食物、自我等）通常会消失。简言之，可以把心流描述成一种注意力、动机和情境的结合，并产生一种富于生产力的和谐与回馈的状态。

这里有一个创造性解决问题和特立独行式思考的案例。

大卫和赛拉在网上相遇，他们有很多共同点。他们都是教师，关注精神世界的成长，有相似的习惯，并互相吸引。他们堕入了爱河。赛拉正处在一场艰难的离婚谈判中，不过很快就会解脱了。尽管她深深地关心着大卫，但越来越深的焦虑和持续的紧张，使她对这段关系产生了深深的不适感，6个月之后她决定两人暂时分开一段时间。一开始，大卫很难接受暂时的分离。他怀念赛拉并感到他们是很合适的一对儿。大卫的家庭也让他很难过。家里人认为如果赛拉离开了，他就应当放手并继续自己的生活，天涯何处无芳草。赛拉继续与大卫保持着联系并考虑回到他身边。她的前夫跟她的爸爸一样，是一个控制欲极强的人，这让赛拉逃避任何有控制倾向的事情。大卫很有耐心，想找到一个办法把赛拉留在他的生活中，即使他们最终不能成为伴侣。一天下午，就在他们在午餐后讨论他们的关系时，就在赛拉继续表达她矛盾的情感时，大卫拿出了5张卡片，一次给她一张。他说他们可以在没有压力的情况下有许多选择。

---

①米哈里·希斯赞特米哈伊（Mihaly Csikszentmihalyi）："心流之父"、积极心理学奠基人、创造力大师，其历时30年潜心研究的经典之作《创造力》已由湛庐文化策划、浙江人民出版社出版。——编者注

大卫给了赛拉第一张卡片。卡片的外侧是一对情侣正在热情拥抱的图片，卡片的内侧是大卫手写的一段话。上面写着："选项 1：我们将生活在一起，成为排他性的伴侣。如果你必须这样做，你可以迫使我做到这一点。"

看得出来，这张卡片让赛拉有些紧张，于是他给了赛拉第二张卡片。图片是一对伴侣走在一起。上面写着："选项 2：我们是不住在一起的伙伴，一周见几次面（这是我的第一选择）。"

赛拉微笑了。他递给她第三张卡片。图片上是一只狗和一只猫，一个靠着另一个，蜷缩着睡。上面写着："选项 3：我们是可以发生性关系的朋友，有固定的时间见面，但也与别人约会，就像是小别一样，也有亲密和激情的时刻。"

赛拉大笑，并做出一副淘气的模样。然后他递给她第 4 张卡片。图片上是几个朋友在沙滩上聊天。上面写道："选项 4：我们是普通朋友，在可预见的将来解除任何恋爱关系。"

赛拉看起来有些伤心。他递给了她最后一张卡片，那是一张慰问卡片。上面写道："我很难过，我失去了你。选项 5：我们曾经是情人，曾经是朋友，是两艘曾经停泊在一起的船，彻底分手了，并且永远走出了对方的生活。"

赛拉有所触动，不禁说道："不行。"

一个星期之内，他们又走到了一起，一年之后，他们结婚了。如果大卫当时采取了最后通牒的方式："要么做我的女朋友，要么分手。"那么他可能会失去他最好的朋友和未来的妻子。解决问题有很多种方法。要做一个特立独行的人，你必须采取与标准不同的方法，即使这意味着可能要选择较难的方法。

信任是怎样产生的

诚实是智慧之书的第一章。

——托马斯·杰弗逊（Thomas Jefferson）

没有人的记忆力好到能使他成为一名成功的撒谎者。

——亚伯拉罕·林肯（Abraham Lincoln）

米卡曾经十分努力地工作。她在一家新成立的医疗机构上班，作为门诊部经理，她经常每周工作60~80小时。表面上她是一位具有团队精神的雇员，但随着时间的推移，她与她所管理的员工之间频繁发生冲突，这引起了老板的注意。在老板请来一位外部顾问之后，发现事实上她并没有按公司的政策与程序办事，只是谎称自己遵守它们。鉴于她过往努力工作的表现，老板决定再给她一次机会。但在他们的心目中，她已经被归为不诚实、不可靠的一类人。他们透过有色眼镜（那些消极的成见）来观察她的一举一动，连订购办公用品这样最细小的事情也会受到质疑。米卡在公司的局面并不乐观，持续的压力使米卡陷入抑郁和焦虑，有时候她不得不请假离开。

我在米卡第一次因压力休假外出时认识了她。实际上，她对导致她当时困境的自身原因一无所知。她相信自己是不公正管理行为的受害者。她的脑部扫描表明，她的前额叶皮层活动水平很低。作为大脑的管理者，前额叶皮层涉及我们对自我的感觉并影响着我们解读自己行为的能力。前额叶皮层的活动少，是与她追求冲突的本性相一致的，是与她冲动地不服从老板指令的表现相一致的，也是与她尽管工作时间很长并真心想要把工作干好但却向老板说谎的行为相一致的。通过心理治疗、营养补充剂以及药物治疗，我能够使她前额叶皮层的活动变得均衡起来。之后当她重返工作岗位时，她的言行就一致得多啦。4 年过去了，她依然在为那家公司工作，还升了两次职。经过一段时间，她凭借言行一致的表现恢复了她与老板之间的信任。她的大脑活动均衡，她的生活也得以改变。

从根本上来说，信任与正直是大脑的功能。这些成功的关键特征源于诚实与言行一致，这些也是大脑的功能。你平日里如何处事，会在别人的大脑里留下长久的印象。如果你言行前后一致、诚实正直且能够预测，人们就愿意信任你。如果你言行无常或爱撒谎，人们就不会信任你，他们的大脑也会把你记成是个靠不住的人。实际上大脑建立了许多神经细胞网络，上面有与你生活有关的每个人的名字，这些名字分别会与诚实、撒谎、值得信赖、工作努力、懒惰、可靠、不可靠等描述语相联系。如果我们想在生活中的任何一个方面取得成功，我们就离不开别人。他们要是在大脑中给我们贴上"值得信赖"和"可靠"的标签，那就再好不过了。

大脑是如何建立信任的

发展信任不仅涉及信息发出者的大脑，也涉及信息接收者的大脑。发出一致、真诚、可靠的信息是信任等式的第一部分。同样重要的是以一致、真诚、可靠的方式接收信息，而不是以过滤器来歪曲接收到的信息。要发出并接收值得信任的信号，需要人们具备健康的大脑。让我们来重温一下我们先前已经讨论过的 6 个大脑系统中的 5 个，来看看它们是如何对值得信任并可依赖的行为产生影响的。为了信息发出者和接收者传递和接收值得信任的、真诚的信息，每一个这样的系统都必须是健康的。任何一个系统中出现问题，都可能会造成信任短路。让我们仔细观察一下这些系统，看看它们是如何建立或腐蚀信任的。

🎖 前额叶皮层：首席执行官

我把前额叶皮层看成是产生信任、正直和诚信的最主要系统。当前额叶皮层活动正常时，人们考虑问题会比较周到、实事求是并以目标为导向。人们能有效地监督自己的言语和行为。他们在说话之前会想一想，他们所做的事情是否会以一种积极的方式影响目标的实现。一个健康的前额叶皮层有助于抑制一时冲动的行为。我们每个人，在某个时候，都会有一些可能会伤害我们朋友的想法在头脑中一闪而过，比如"他看起来好像胖了一些"或"她又多了几条皱纹"，然而把这些话说出来是不大合适的。抑制这些话，不要脱口而出则有助于人际关系的正常发展。前额叶皮层健康的人容易从他们的错误中吸取经验教训并能够始终信守承诺。他们通常能够表达他们的情感并具备良好的沟通技能。他们不喜欢纷争、紧张和动乱。健康的前额叶皮层活动与前后一致、细心周到的行为相关。

前额叶皮层有问题的人容易冲动，经常会引起人际关系中的信任危机。他们容易活在当下，而不能延迟满足。这种"我现在就要"的思维定式很容易使人发生风流韵事，或者使人产生撒谎和偷窃的行为。他们不能倾听别人说话，也很容易分心，所以经常会产生沟通中的问题。另外，许多前额叶皮层有问题的人，会无意识地制造事端或找麻烦。我把这种倾向称为"找麻烦"游戏。这种行为会把人们推开，并让他们在他们不能信任的关系中失去平衡。前额叶皮层问题会导致言行不一、不可靠以及不真诚的行为，进而会滋生猜疑。

🎖 前扣带回：变速杆

前扣带回是大脑的变速杆。它使我们的注意力从一项任务向另一项任务转移，从一个观点向另一个观点转移。它让人们有灵活性，这样他们才可以随机应变；它也有助于合作并帮助人们从别人的角度思考问题。另外，大脑的这部分还有助于你发现错误。例如，当你走进一个房间后发现某样东西的位置不合适时，就代表大脑在通知你这件事情。

前扣带回活动水平高通常是由于神经递质 5-羟色胺水平低造成的，这样的人会具有很高的公正感和是非感。他们可能会非常忠实并想要把事情做得完美。他们一般不会说谎但会非常顽固地坚持他们的信念。但是，时间一长，大脑这一区域的活动太多可能会使人执着于消极想法、消极行为以及往昔的伤痛。如果你伤害了他们，他们可能永远也不会忘记，心怀怨恨并惩罚你达数年之久。他们可能会在同伴面前没完没了地唠叨一些往事，他们可能会固着于自己的位置并变得严苛、对立或好争论。另外，不管是在家里还是在工作上，他们都容易事无巨细，这会让别人觉得很不自在。当事情没有按照他们的想法发展时，他们常常很容易心烦意乱，所以表面上看，他们显得有些自私。有时候，他们的配偶或雇员会认为他们的控制欲很强，因为他们总是要按照自己的方式行事。

🎖 深层边缘系统：情绪和联结

深层边缘系统设定一个人的情绪基调。当一个人深层边缘系统活动较少时，他会有一个概括的、充满希望的心境；而当它活动过量时，他的心境可能会比较消极或抑郁。由于这种情绪性的阴影，深层边缘系统给你戴上了一副有色眼镜，它根据当时的情绪性心理状态给事件贴上标签或涂上颜色。信任与我们如何解释发生在我们身上的事件密切相关。任何事件都可以有多种解读。例如，你的配偶有了外遇，你可以完全对她的不检点行为加以指责，并起诉离婚；你也可以问自己，是否你自己对这一事件也有责任，并寻求解决问题的方案。你大脑中深层边缘系统的状态会帮助你解读发生在你身上的事件。如果它设定的底色是灰暗的，你将很难相信任何人。如果它设定的底色是明亮的，你也可能会信任那些不值得你信任的人。如同所有的大脑系统一样，平衡是必需的。

🎖 基底神经节：焦虑和动机

当基底神经节系统正常工作的时候，人们会倾向于冷静、放松并更容易信任他人。他们会倾向于预测最好的结果，通常会看到光明的未来。对这样的人来说信任是比较容易的。他们能够以一种有效的方式处理争议，这常常会生出信任。他们也容易说真话。基底神经节过度活动容易产生焦虑、恐惧和不安全感，并让别人禁不住要来安抚你。这样的人在一个情境中会倾向于关注那些消极的和可能出错的事情。他们以恐惧来看待接收到的信息并且也不大可能让别人感到这一质疑的好处。他们绝大多数的记忆中充满了焦虑或恐惧。他们不断投射恐惧，使别人感到厌烦。基底神经节活动水平较高的人有信任困难，但也可能会显得有依赖性并没有安全感。当基底神经节过于兴奋时，人们倾向于产生回避冲突行为的问题。任何能让他们想起一件忧心的事情都会让他们产生焦虑，而基底神经节活动水平高的人倾向于回避这件事，因为它会让他们感到不舒服。

颞叶：知觉和记忆

颞叶的作用体现在对语言的理解上（听和读）、对社交线索的解读、把记忆存储进长期记忆库、保持情绪稳定以及控制脾气等方面。颞叶出现问题可能导致沟通问题、社交线索的错误解读、记忆失误、喜怒无常以及发脾气等问题，这些都是损害信任的特质。颞叶对新信息进行编码，并使记忆更为容易。阿尔茨海默病患者最先受损的就是这一区域。妄想和多疑也常见于阿尔茨海默病患者和其他颞叶障碍患者中，因为他们不能充分加工信息。

强烈的情绪化有助于记忆。成功地度过情绪上的困难时期的能力也是建立信任的最重要因素。从一场疾病中康复、度过一段经济困难时期或应对工作中的压力，这样的经历会有效地让另一个人知道：在困难时期，你会向他提供支持。积极的体验会在大脑中建立长期的信任回路。另一方面，强烈的消极情绪性体验，如在一个虐待儿童的家庭环境中长大、经历过被抢劫或被强奸等常常会改变颞叶的功能并显著损害一个人信任他人的能力。信任是建立在准确的知觉之上的，而如果颞叶不能以适当的方式知觉进入的信息，或者记忆被歪曲，那么就很可能造成信任的缺失。

🎖 猜疑交响乐

大脑的任何区域出现问题都有可能会对信任造成不良影响，但当大脑的多个区域出现问题时，信任就变得更加困难了。举例来说，来找我的病人中多数人的大脑区域都出现了问题。他们可能容易冲动、无法预测行为（前额叶皮层活动水平低）、执着于过往的伤痛（前扣带回活动水平高）、抑郁并且消极（深层边缘系统活动水平高）、焦虑且无安全感（基底神经节活动水平低）以及不能准确地知觉信息和记忆信息（颞叶活动水平低）。要让这些患者康复并加强他们信任别人的能力，需要对他们的各种症状逐一加以治疗（每一种症状的问题和治疗方法见本书第 2 章中的总结）。

催产素以及激发信任的化学物质

有趣的是，在大脑中各个区域都能够发现的某些化学物质也与信任有关，特别是有助于建立联结的激素——催产素。由来自瑞士的迈克尔·科斯费尔德（Michael Kosfeld）及其同事进行的一项里程碑式的研究发现，鼻内催产素能够加强信任。与那些吸入安慰剂的人相比，用鼻子吸入含有催产素的雾状液体的人在一个危险的投资游戏中会给其伙伴更多的钱。先前的动物研究已经表明，大脑中的催产素能够鼓励成对动物的长期交配行为，并能鼓励动物母亲对其后代的养育行为。无论是友谊、爱情、家庭、经济交易还是政治关系网都需要这种由催产素所激发的信任。据这项研究的研究者称："催产素会特别影响个体接受来自人际互动的社会风险的意愿。"

科学家们研究了催产素对玩一种投资游戏的男大学生的影响。58 名参加实验的人都得到了一笔钱。志愿者们被配成对，每一对中随机分配一个人玩投资者的角色，而由另一个人扮演管理者的角色。每一个参加者都会收到一些代币，以实际的金钱代表其价值，并将在实验结束时予以赎回。每一对中的投资者决定给管理者多少代币。两个被试面对面坐在一起，他们知道实验者会让投的资金翻两番。然后由管理者来决定是否保留全部已经增值的资产，还是给投的资金者所有收益的一部分。不管给多少，只要看起来公平就行。在那些吸入了催产素的被试中间，大约有一半人把他们所有的代币都给了管理者，剩余的一半中绝大多数人也把大多数代币给了管理者。与之形成对照的是，在那些吸入安慰剂的被试中，只有 1/5 的被试把他们所有的代币都给了另一方，而只有 1/3 的人把他们大多数的代币给了另一方。艾奥瓦州立大学医学院的神经科学家安东尼奥·达马西奥[①] 在连同该研究报告一起发表的论文中把催产素的这一作用称为"一项引人注目的发现"。达马西奥先前曾经论证这种激素的作用有点类似于春药。他说："它给这种混合物（指爱情）中加入了信任，无信任不成爱情。"

为什么测谎仪对于那些最需要它的人不起作用

传统的测谎仪不起作用的一个原因是，有一定比例的人在他们撒谎、欺骗或偷窃时没有情绪反应。这些人是真正意义上的冷血动物。实际上，这是因为他们流向前额叶皮层，也就是最具思想的那部分大脑的血液较少。测谎议通常是由那些观察一个人在说谎时有何生理反应的专业人士来操作的。绝大多数人在说谎时会表现出一些生理反应。当他们想到自己会被发现时，他们的身体会对这种他们感受到的压力做出反应。当肾上腺素上升时，他们的心跳会加速，他们会对恐慌的感觉做出反应，他们的呼吸会变得更浅，而随着血流的收缩，他们的双手会变得更冷，他们的双手会出汗而肌肉也变得更加紧张。测谎者可以在测谎仪的设备上看到这一反应模式并逮住那些撒谎者。这一技术对绝大多数人是很管用的。

我们大多数人的大脑都想要说出真相，都想要获得信任，当我们说谎时，或当我们认为自己将被逮住时，我们会有负罪感。我们的身体会对我们的思想和情感做出反应。现在甚至有新的脑成像测谎设备问世，例如"磁共振成像测谎仪"（No Lie MRI），也有不少出售这类设备的公司成立。掌握此类设备的人可以在法庭上宣誓证明你是不是说了真话。不仅是你的身体会对谎言

①安东尼奥·达马西奥（Antonio Damasio）作为美国南加州大学神经科学与心理学教授、脑和创造力研究中心主任，是世界公认的神经科学研究领域的领袖，其著作《笛卡尔的错误》《当自我来敲门》已由湛庐文化策划、北京联合出版公司出版。——编者注

做出反应，你的大脑也是一样的。无论何时，多数人说谎时会比他们说真话时大脑整体活动水平高得多。说谎真的要比说真话付出更多。

但是测谎仪，包括最近的脑成像技术存在的不足是，有特定比例的人群在说谎时不会做出典型的说谎者的反应。他们的大脑和身体在说谎时做出的反应并不带有焦虑。这对他们来说只是一种日常活动。这些人通常具有反社会型人格障碍，其特征为长期无视他人的权利。他们经常破坏规则，以监狱为家，在人际关系和工作方面长期存在问题。他们经常与人争吵或打架。他们几乎没有共情，他们会偷盗、破坏财物或为了私欲而操纵或欺骗他人。他们容易冲动，缺乏远见。来自南加州大学的心理学家阿德里安娜·雷恩（Adrienne Raine）发现，与一群健康人相比，对一组具有反社会型人格障碍的男人进行的脑扫描显示，他们前额叶皮层活动减少。可能他们控制思想、自由意志、好与坏、是与非的那部分大脑的功能较弱。

雷恩博士的另一项令人着迷的发现是，具有反社会型人格障碍的人其心率比控制组要慢，其汗腺活动水平低。较低的心率和汗腺活动经常与低焦虑状态相联系。当你焦虑的时候，你的手会出汗而你的心率会加快。这是否意味着这种类型脾气的人其内部焦虑不足呢？前额叶皮层是否对适当的焦虑感起着某种作用？这些都是很值得玩味的问题。例如，绝大多数人在干坏事或干危险的事情之前会感到焦虑。如果我需要钱并且脑子里产生了抢劫当地杂货店的念头，我接下来的想法就会充满焦虑。"这是不对的……我不能干这样的事……我不想被人抓起来……我不喜欢工业化食品……我可能会被吊销行医执照。"这些只是在我脑子里出现的一部分念头。焦虑会阻止我把那些坏想法付诸行动。但是，如果像雷恩博士的研究所表明的那样，当我头脑中出现了一个邪恶的想法（如"去抢商店"）时，我没有足够的焦虑会怎么样呢？由于前额叶的活动水平太低，我有可能在没有考虑我行为的后果之前就去抢商店了。

这项研究中暗含着一种有趣的治疗方法。通常，精神科专家会试图帮助一个人减少焦虑。而对于具有反社会型人格障碍的人，也许我们应该反其道而行之，我们应该试图增加他们的焦虑。我们中间有特定比例的人需要恐吓才能够变规矩一点，他们需要更多的焦虑，他们需要知道如果他们干了坏事将会受到惩罚。

那么，你应当信任谁

对行为的最好预测因素就是行为。人们过去一直从事的行为很可能就是他们将来行为的指南针，除非他们做了一些有意义的事情使他们得以改变。这就是为什么一旦人们把你看成是不正直、无诚意、不可靠或没有诚信的，他们的大脑就会永久地给你贴上这样的标签，直到他们认识到你已经发生了改变为止。我们的大脑会记住带有情绪色彩的材料，而当我们把某个重要人物看作不值得信任时，这经常是一件非常情绪化的事件。当美国前总统布什推翻了他不加税的竞选承诺（"听我说，不加税"）之后，很多美国人感到被欺骗了，这影响了他的第二次竞选。

假以时日，一旦大脑依靠某个理由形成了对某个人的信任，新的信息也可能会替代旧的观点，就如同我们在本章一开始所提及的米卡的例子一样。青春期的少男少女们，是大脑如何学习再次信任的绝佳例子。许多青少年的行为不能保持前后一致，失去了父母对他们的信任。但假以时日，当他们的行为变得更为一致时，通常是当他们的前额叶皮层在 25 岁左右发育完全时，家长就能更加信任他们。多年来，我接待过数百名争取独立的少年。他们想要他们的父母信任他们，但他们却持续表现出不值得信任的行为。在我们讨论他们的困境时，我鼓励他们说出自己的目标，例如获得信任并具有更大的独立性，抗拒聚会、可轻易获得的毒品以及和可能把他们引上邪路的坏小子交朋友等诱惑，使他们的行为与目标相一致。这种晤谈常常是有效的，当我能使他们的大脑达到平衡时尤其有效。有时候，需要的只是时间。当然，挽回坏名声不是不可能。想一想穆罕默德·阿里，由于在 20 世纪 60 年代拒绝应征入伍，很多人都恨他。而在 1996 年他成了世界上最受人喜爱的运动员之一，并在亚特兰大奥运会的开幕式上高举奥林匹克火炬。

让我们更进一步，看看如何把这一原则运用到你的生活中。当你在为你的公司面试应聘者时，了解他们过去的工作很重要。记住，对现在行为的最好预测是过去的行为。你想要知道他们过去擅长什么、以前有没有犯过错误、犯过什么样的错误以及别人是怎么看他们的。很多人看不到他们自己的弱点，所以听一听别人的意见能够为你提供一些基本的信息。背景核查是好企业招人的一个关键因素。举例来说，如果有人在短时间内换了好几份工作，那么他很可能只能和你共事很短的一段时间。

一时冲动而做出的决定也可能会对我们的个人生活造成负面影响。在我们与一个人匆忙上床之前，花点儿时间去了解她，见见她的家人和朋友，这是保护我们的心脏、健康和财富的最基本工作。不幸的是，我们的社会着迷于即时满足，这使许多人在真正了解那个即将与自己共同生活的人之前，就匆忙建立起了亲密关系。除了明显的健康问题之外，当你和一个人做爱的时候，我们大脑中化学物质催产素的含量会急剧增加（男人在性高潮之后催产素增量为 500%），这使我们更加信任对方，而对方并不一定值得你如此信任。我警告我的病人要仔细一点，要慢慢来。让一个人进入你的大脑比把他请出你的大脑容易得多。

长远打算，并不只是活在当下

想一想你的长远目标。尽管一时骗过对方是很容易的，不管对方是你的配偶、你的老板还是税务局。想一想你的行为怎样才能够符合你的长远目标，你想要具备什么样的品格？使行为与目标相匹配是前额叶皮层的功能。

我曾经和一位亲近的朋友楚克一起吃饭，他的婚姻有一些问题。我知道楚克患有多动症，在家庭中与他的妻子和孩子相处得不是很好。和往常一样，楚克跟我讲述他家庭中的混乱状况。比如，他的妻子和一个女儿发生的矛盾。之后他的情绪就突然来了一个转变，他的眼睛放着光，他的声音也变得更为兴奋。他压低了嗓音谈起了他最近在飞机上遇到的一个女人。她漂亮、聪明、有趣，看起来真的很喜欢他。她甚至去他的办公室拜访过一次。就在他要继续说下去的时候，我打断了他。

"楚克，你喜不喜欢律师？"

"你什么意思？"他看起来有些吃惊。

我说："让我们展开来讲吧，你的婚姻有问题。你遇到了这位有吸引力的女人，而她对你也有兴趣。她去过你的办公室。接下来，如果现在还没有发生的话，你将和她上床。然后你的妻子可能会发现你有婚外情。你有多动症所以你不善于隐瞒。而她的前扣带回活动较强，所以她将永远都不会原谅你。她会打官司跟你离婚，你将要为请律师花很多钱，也要花很多时间和律师在一起，然后你会恨自己把自己的家庭推到了这步田地，从现在起一年以后你将失去一半的净资产并将只能在周末去探视你的孩子。"

"哇噢，"楚克看起来像泄了气的皮球，他惊叹道，"我从来没想到事情会发展成这样。"

我说："这就是你的前额叶皮层为你做的事，它会把事情展开来想。"

楚克后来告诉我，他再也没有回过那个女人的电话。

自古以来，由于缺乏正直和诚信而产生的猜疑毁掉了很多人的成功。我们每个人所具备的最为宝贵的一件事就是我们说出的话。当我们说一件事情是真的，并且我们很有诚信的时候，人们相信我们的话。没有诚信，人们总是会猜疑我们。

诚信就是我们说我们是谁。我们每天都会面对着诚信还是不诚信的选择。有时候我们选择了诚信，有时候我们选择了不诚信。当我们对我们的承诺或担当投机取巧时，我们不仅是在欺骗我们自己，我们也欺骗了那些依靠我们的人。当我们信守自己的承诺或担当时，信任的联结就会被加强。诚信、目标设定、持续的努力以及改变别人对你的看法，这些归根到底都是大脑的功能。

Magnificent

Mind at

Any ge

第三部分

修复心智的工具

Treat Anxiety, Depression,
Memory Problems, ADD,
and Insomnia

Magnificent
Mind at
Any Age

自然疗法

当我在接诊病人时，我总是会问自己这样一个问题：如果这些病人是我的妻子或我的孩子，我该给他们开出什么样的处方呢，我该如何治疗他们呢？我发现自己越来越倾向于向病人推荐自然疗法或替代性疗法，因为这正是我愿意为自己和我所爱之人采取的疗法。我不反对药物治疗，但我希望人们利用他们所能够获得的各种治疗方法，特别是那些不那么昂贵，没有那么多副作用的疗法。虽然我不反对在必要时使用药物治疗，但与我的很多同事不同的是，我没有把药物治疗看成第一选择。自从到医学院读书起，我就一直倾向于运用各种自然疗法，倾向于授病人以渔（保健技能），而不是授病人以鱼（药片）。

在本章中，我将向你提供运用自然疗法治疗常见的心理健康问题的一些最新思考。我将告诉你，我会在什么时候运用这些疗法以及什么时候需要药物治疗。我还将告诉你，亚蒙诊所在诊断和治疗我们所遇到的常见问题时所采用的方法，这些常见问题包括注意力缺陷障碍、焦虑、抑郁、双相情感障碍、各种记忆问题、失眠以及各种脑损伤。

出现心理疾病的原因

生物：大脑要高效率运行，其机制（细胞、联结、化学物质、能量以及血流）需要正常的体格。导致心理疾病的生物原因包括：基因缺陷、配餐不合理、缺乏锻炼、神经递质缺失、外伤、传染、环境毒素、缺氧、缺乏睡眠、过敏、脱水、身体疾病（如甲状腺疾病、糖尿病或心脏病）。

心理：在一个正常的幸福家庭中长大有助于我们的心理健康。在成长的过程中我们能够得到积极的鼓励，我们的身体、身高以及各种能力等都能起到同样的鼓励作用。当这些因素中的任何一项不那么如意时，我们就很可能产生心理问题。当我们在自己的心目中把自己知觉为矮小、丑陋或在能力上不如我们的伙伴时，麻烦就已经离我们不远了。如果我们的思维模式过于具有否定性、过于苛刻或过于挑剔，这样的思维模式将给我们的心境和焦虑水平造成消极的影响。影响心理健康的心理因素包括：否定性思维模式、自我概念差、成长过程中的压力。

社会：社会环境强调当下发生在我们生活中的事件。当我们的人际关系和睦、身体健康、从事着自己热爱的工作，并且不缺钱时，我们的大脑会工作得很好，而当我们在这些方面存在压力时，大脑的表现就会差很多。紧张会给脑功能造成消极影响，而且在艰难处境中我们更容易受到疾病的侵袭。抑郁通常是由当下造成压力的生活事件引发的，诸如婚姻问题、家庭不和谐、经济窘迫、健康问题或工作中遇到的麻烦事儿等。当下的生活压力，其中包括各种人际关系、财务、工作以及法律问题。

精神：我们的生活是有意义的。导致心理疾病的精神原因包括缺乏个人的意义或目的，感到没有希望、无助或没有价值感。

治疗心理疾病并优化我们的生活

生物：配餐要健康，锻炼和睡眠要充分，避免有毒物质，提升神经递质水平，服用有利健康的补充剂，必要时使用药物治疗，采用自然疗法（例如针灸、高压氧疗法），保护大脑免遭损伤。

心理：通过校正否定性思维模式、治疗过往的创伤以及改善自我概念等方法来优化一个人的心理状况。

社会：加强一个人应对压力的能力，学习压力管理技术并提升个人社会关系。

精神：发现更深刻的目的感和联系感。

为什么要考虑自然疗法

治病于已发，不如防患于未然，因为防病比治病付出的代价要小得多。采用自然策略，有助于我们形成一种良好的防病态度，亦有助于形成一种整体上更为健康的生活方式。在已经患上了诸如中风或阿尔茨海默病等疾病之后再采取措施，总是要让你付出更大的代价，倒不如花费金钱、付出时间和努力来预防这些疾病。其实，各种自然疗法除了可用于预防疾病外，对于轻微或中等程度的疾病通常都有很好的疗效，且其副作用要小于绝大多数的药物。

但天然补充剂的前景并非全然一片光明，所以你也不能无视天然补充剂的一些缺点。很多人不知道天然补充剂也有副作用。不能仅仅因为它是天然的就认为它是无害的。例如，贯叶连翘是我最喜欢的一种自然抗抑郁剂，它对大脑的作用就像是一种轻度的"百忧解"，但却能引起日光过敏以及抵消口服避孕药、抗病毒药剂等药物的药效。

同时，天然补充剂还可能存在着污染的问题。每一种药材中的不同成分可能会产生不同的药理学效果。重要的是要选取你信任的、已经经过测试并被证明可靠的品牌。自然疗法的另一个缺点是，人们会从食杂店的店员那里听到大量与保健品有关的建议，而这些店员不一定掌握了准确的信息。

自然疗法的效果到底怎样呢？一家地区性大学的校长带着他十几岁的女儿珍尼弗来找我。他的女儿抑郁、愤怒，在学校表现很差。她的儿科医生给她试用了百忧解，但她感到副作用很大。她的母亲听说我使用自然疗法，于是带她女儿来找我。我对珍尼弗进行了脑部扫描，发现她大脑的额叶过于活跃，我给她服用了贯叶连翘（这是一种草本抗抑郁剂，能够使她的大脑活动平静下来），还有鱼油和按照特殊配方调配的复合维生素。在三周之内，珍尼弗的行为开始令人刮目相看，她的学习成绩也有了很大的提高。我做了一次跟进脑部扫描，发现她极度活跃的大脑额叶已经平静了下来。

自然疗法可以改变大脑。不管我们在帮助大脑恢复平衡时，是使用了自然疗法还是采用了药物治疗，了解每一个人的个别模式是非常关键的。正如我们将要看到的，并不是所有患有某种情绪失调或注意力缺陷障碍的人都会有相同的大脑。我曾经描述过 7 种不同的焦虑类型和 6 种不同的注意力缺陷障碍类型。自闭症和记忆力问题也存在着不同的类型。一个尺寸的鞋并不能适合所有人的脚。每个人都是与众不同的，需要以其独特的大脑为依据，制订出个性化的治疗方案。

自然疗法的优势 VS 劣势 Magnificent
Mind at Any Age

自然疗法的优势

- 对于轻微或中等程度的大脑功能问题通常效果较好。
- 比绝大多数药物治疗要便宜。
- 通常副作用要小得多（虽然不是没有副作用）。
- 治病和防病兼顾。
- 由于副作用较小，通常会使病人具有较高的依从性。
- 扎实的研究表明，许多自然疗法是有效的。

自然疗法的劣势

- 可能会有副作用（所有的药物治疗都有副作用）。
- 自掏腰包的费用可能会比较高。
- 由于制药公司不能获得自然疗法的专利，自然疗法的研究不那么有利可图，所以这方面的研究相对较少。
- 与制药业相比，标准化和质量控制较差。
- 你的咨询师可能是 17 岁的杂货店售货员。

适用于我们所有人的自然策略

有一些适用于我们所有人的自然疗法，能够使我们的大脑保持平衡。其中包括保健配餐、锻炼、消除那些损害我们幸福的消极想法、设定的目标、各种压力管理技术（如冥想）以及日常服用复合维生素和鱼油。

复合维生素

由于当今人们的配餐不够科学，我推荐我的病人每天服用高质量的复合维生素。《美国医学会杂志》（*Journal of the American Medical Association*）最后一次对各种维生素做出综合性评论是在大约 20 年前。该评论得出结论认为，处于正常健康水平的人不应该服用复合维生素，因为那是浪费时间和金钱。该期刊认为，人们可以从他们的食物中获得所有的营养成分，但孕妇和长期患病的人可能会需要某些维生素。

那时，与维生素有关的知识才刚刚开始传播。人们还不知道缺乏叶酸或维生素 B 会造成神经缺陷，也不知道这还是造成心脏病的一个主要危险因素。91% 的美国人每天吃的水果和蔬菜达不到 5 种这一最低标准，而人们相信，科学研究所推荐的最低消费量可提供足够的基本营养元素。除了某些维生素 D 以外，人类自己不能产生自身所需要的维生素，所以必须从外部摄取维生素以防止出现健康问题。

鱼油

鱼油（又称为深海鱼油）是在鱼（特别是冷水鱼）、浮游植物和磷虾等其他海洋生物身上提取的脂肪。这些鱼油富含长链多不饱和脂肪酸，这些脂肪酸也被称为 ω-3 脂肪酸。研究最多的两种鱼油是二十碳五烯酸（以下简称 EPA）和二十二碳六烯酸（以下简称 DHA）。DHA 是组成细胞膜的一种不可或缺的成分，特别是对大脑和视网膜中的细胞膜而言。有证据表明，各种滋补鱼油对身体能产生许多积极效果。它们能降低甘油三酯的水平，并具有抗炎、抗心律不齐、提高免疫力以及稳定神经细胞等功效。另外，它们能降低身体形成血栓的能力，还有助于保持正常的血流。在胎儿或婴儿大脑正常发育期间以及在人一生中的正常的脑功能维持中，DHA 都起着至关重要的作用。DHA 似乎是形成液体或可变形的脑细胞膜的一个主要因素。对于维持我们思维和感觉的方式，它可能起着一个主要的作用。在用于治疗双相情感障碍时，鱼油似乎还具有稳定情绪的功效。在单光子发射计算机断层（SPECT）扫描中，双相情感障碍患者的大脑表现出整体上的活动增加，而 EPA 和 DHA 趋于使这些过分活跃的大脑信号变得平静或使活跃的大脑信号冷却。

在期刊《柳叶刀》上曾刊登过这样一项里程碑式的研究。研究者们在超过 1.1 万名被试中，检验了按规定服用鱼油和维生素 E 对抵抗死亡和疾病的效果。这些被试在参加试验时，曾在三个月内经历过一次心脏病发作。试验持续了 42 个月。这次试验最为显著的结果是，因突发性心脏病死亡的风险整体降低了，相信这可归功于鱼油的抗心律不齐的疗效。这项研究提出，通过每天服用低于 1 克的 EPA 和 DHA，每 1 000 名经历过心脏病发作的病人中，就有 20 个人的生命能够得以挽救。

一份对已有的 17 项研究的分析报告表明，未经治疗的高血压患者每天服用 3 克以上的鱼油可以导致有临床意义的血压降低，而每天服用 3 克以上鱼油的血压正常者，血压并没有降低。对于冠状动脉成形术后服用鱼油效果的另一组研究的分析表明，那些成功完成血管成形术的患者，如果在术后的 3 个月到 1 年时间里每日服用 4~5 克含有 EPA 和 DHA 的混合鱼油，出现复发问题的比率显著较低（13. 9%）。它真是有利于心脏也有利于脑。

鱼油对身体还有其他许多好处。对于类风湿性关节炎患者来说，在减少或停止服用非甾体抗炎药物或其他治疗风湿病药物的条件下，每天服用至少 3 克 EPA 和 DHA 混合鱼油达 12 周以上的，其脆弱关节的数目和晨僵的量有所减少。这些人似乎比较适应鱼油，因为并没有报告严重的副作用。

因为鱼油可能具有抗血凝的功效，血友病患者和那些服用华法林（俗称香豆定，能够影响手术期间凝血的过程）的人应当慎用鱼油。在进行任何外科手术之前，应当停用鱼油。糖尿病患者服用鱼油应当接受医生的监督。在服用鱼油的人中，至今无人报告严重的不利情况，即使每天服用达 15 克并长期服用的人也没有报告不利情况。所报告的副作用包括轻微的胃肠不适（如恶心、腹泻等）、口气口臭、打嗝、皮肤炎症甚至小便有鱼腥气。血液稀释效果可能会偶尔引起流鼻血，并且很容易发生瘀伤。

14

患上注意力缺陷障碍怎么办

注意力缺陷障碍和注意力缺陷多动障碍基本上是一回事。因为患有这种障碍的人至少有一半并不是多动的，所以我更愿意使用注意力缺陷障碍这个名称。

我经常告诉人们，虽然我不想知道那么多，可是关于注意力缺陷障碍的知识，我确实知道很多。

我的儿子安东尼在 12 岁时被诊断患有注意力缺陷障碍。以前，他的房间遵循物理学第二定律，所有的物件总是从有序走向无序。我那时候常常问他，是不是他有意让他的屋子乱糟糟的。更有甚者，他的笔迹也是一塌糊涂，半个小时的家庭作业，他要花费 3 个小时才能完成，而且还要他妈妈在一旁不停呵斥他，他才能坐下来完成作业。

从表面上看，我的大女儿布里安娜是个完美的孩子。她总是那么让人放心，总是那么温柔，她的房间总是那么干净，而且她总是按时完成家庭作业。但如果我只有布里安娜，我可能不会成为一个好的儿童精神科医生。我可能会想，布里安娜之所以会是这么好的一个孩子，是因为我是这么棒的一个爸爸。如果我看见你的孩子在杂货店里调皮，我可能会想："把你的孩子交给我一个星期，我会把他调教得老老实实，然后我再教你如何做一个好爸爸或好妈妈。"上帝知道我这样想，于是上帝就把凯特林给了我。

凯特林在出生之前就好动。我们那时候就想这是个男孩，因为老人说胎儿在母亲的肚子里越是好动，就越有可能是男孩儿。但凯特林不是，当她一岁大的时候，想要抱住她就像想要抓住一条活蹦乱跳的大马哈鱼一样难。

当凯特林3岁大的时候，我开始求助于祈祷治疗。我相信各种疗法。当我知道3岁大的小孩儿中有30%看起来多动，但4岁小孩中只有5%~10%的属于多动时，我就能够比较有信心地诊断出儿童患有注意力缺陷障碍的年龄是4岁。在凯特林4岁的时候，我把她带给我的一个同事，这位同事诊断她患有注意力缺陷障碍。

注意力缺陷障碍的标志性症状是注意力周期短、容易分心、没有条理、做事拖拉以及自我的内部监督不严格。有一些注意力缺陷障碍患者并不像凯特林这样多动。

注意力缺陷障碍的特点

注意力周期短是注意力缺陷障碍的一个主要症状，但并不是在所有事情上都注意力周期短。患有注意力缺陷障碍的人不能对日常事务维持有规律的关注，而这种关注是维持我们生活所必需的，比如按时完成家庭作业、付账单、完成工作中的开支报告或倾听配偶的讲话。对于没有接触过的、新奇的、很有刺激性的、有趣的或使人害怕的活动和事件，注意力缺陷障碍患者的注意力没有任何问题。他们似乎需要刺激才能维持他们的注意力，这就是为什么他们驾摩托车、看恐怖电影、从事高危险性活动，并且总会在他们的人际关系中挑起冲突。很多注意力缺陷障碍患者会玩这样一个被我称为"让我们来找点儿麻烦"的游戏。在他们烦恼的时候，他们能够专注于这一麻烦并有可能过于专注。这一特质常常会骗人，甚至骗过医生，因为如果你能对你喜欢的事情保持注意力，即使不能对大多数事情保持注意力，人们也不会认为你患有注意力缺陷障碍，他们只会认为你懒。

容易分神是另一个患有注意力缺陷障碍常见的症状。对于我们无须考虑的事情，我们大多数人能够不去想，但对于注意力缺陷障碍患者来说却并非如此。如果在三排桌子以外，有人掉了一支铅笔，他们的注意力就会立即追随那支铅笔。注意力缺陷障碍患者还会感觉到所有的事情。他们恨衣服里的标签，他们的衣服里不能有这些东西，要不然他们就会心烦意乱。他们对触摸很敏感，并且在晚上睡觉时需要白噪声，要不然他们就会听到房间里的所有声音。

很多患有注意力缺陷障碍的人没有条理。他们的房间里、桌子上和书包里经常是乱七八糟，他们还很容易迟到。在工作中，你能看出哪些人是注意力缺陷障碍患者，因为他们总是会迟到 10 分钟并经常会手捧一大杯咖啡出现在你的面前。许多患有注意力缺陷障碍的病人使用诸如咖啡因和尼古丁这样的兴奋剂进行自我治疗。

许多注意力缺陷障碍患者还有被我称为"内部监督不严格"的症状。他们说话不经过大脑，做事不假思索，这常使他们陷入困境。这些注意力缺陷障碍患者不能设定长期目标。他们的头脑里只有当下，不是从现在开始 5 秒钟或 10 秒钟的当下，就是现在。他们要等到最后一分钟才能把事情做好，他们也不会为退休后的生活储蓄养老钱。这些人采用了一种被我称为"危机管理"的生活方式。他们的生活就好像从一个危机走向另一个危机。

对于许多患有注意力缺陷障碍的人来说，他们越是努力，事情越是糟糕。通过大脑成像研究，我们发现注意力缺陷障碍患者的大脑在休息时一般是正常的，但当病人试图集中注意力时，他们的大脑前部活动会有所减少（见图14-1）。这就像把你的脚踩在油门踏板上，而你的车却减速了。兴奋剂治疗似乎有一定疗效，因为兴奋剂会防止发生这种停工事件，这样患者就可以集中注意力了。

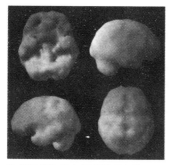 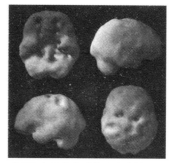

休息时的注意力缺陷障碍大脑　　　　需要集中注意力时的注意力缺陷障碍大脑，注意不活动的区域

图 14-1　注意力缺陷障碍者的脑成像图

对注意力缺陷障碍的误解

现实生活中有许多关于注意力缺陷障碍的误解。

第一，注意力缺陷障碍是一个时髦事物或新事物。但 100 年前的医学文献中就已经记载了这种疾病。尽管在 50 年前被诊断为注意力缺陷障碍的病人没有那么多，但他们并非不存在，只是那时这些人中更多的是在学校里受惩罚或被简单地贴上"坏孩子"或"懒孩子"的标签。

第二，一旦到了青春期，所有人都会出现注意力缺陷障碍。在小时候患有注意力缺陷障碍的人中，大约有一半人在成年，甚至老年时仍有注意力缺陷障碍症状。我曾经治疗过很多三代或四代患有注意力缺陷障碍的家庭。在我最喜欢的一个家庭里，我治疗过一个 6 岁的小男孩、小男孩的母亲、小男孩的祖母以及他 94 岁高龄的曾祖母。当那位曾祖母来到我的办公室时，我问她为什么找我。她说："我想看完报纸，我从来都不能看完一张报纸。"在完成了一个月的治疗之后，她又来到了我的办公室，脸上笑开了花，她告诉我她已经读完了第一本书。

第三，注意力缺陷障碍是一个小问题。但是，在未经治疗的注意力缺陷障碍儿童中，有 35% 未能读完中学。根据另一项研究，在未经治疗的有侵犯性的多动男孩中，他们 16 岁的时候，有 43% 因犯重罪被逮捕。在患有注意力缺陷障碍未经治疗的人群中，有 75% 存在着人际关系问题。这是为什么呢？在我的讲座中我经常会问听众："你们中有多少人是已婚的？"大多数的听众举起了手。我继续问："在婚姻中，把你想到的所有事都告诉配偶有没有好处呢？"听众笑成一片。"当然没有，"我继续说，"建立和维持关系需要技巧，需要有先见之明，但是当你像注意力缺陷障碍患者那样，大脑前部活动水平低时，你通常想到什么就会说什么，这会伤害别人的感情。"

第四，注意力缺陷障碍是一种主要存在于男性中的障碍。有一些研究表明，患有注意力缺陷障碍的女孩几乎和男孩一样多，但是她们没有被诊断出来，因为和凯特林不同，她们中大多数并不多动。她们频繁地忍受着注意力缺陷障碍症状，并且没有机会去挖掘出自己的潜力。人们会认为她们只是懒惰或不够机灵。

虽然我的大女儿布里安娜是一个完美的孩子，但以前我从没有想到她其实非常聪明。这件事说来有些尴尬，但那时我就是觉得她不机灵。一些简单的事情，我不得不一遍又一遍地教她，直到五年级的时候她才背会了乘法口诀表。在三年级的时候，我让一位同事给她做了测试，她告诉我的基本上是同样的事，那就是她不够机灵。她没有直接这么说，但我可以从她的话语间听出这样的意思。但这位心理学家说布里安娜没问题，因为足够努力，勤能补拙。实际上布里安娜在八年级的时候曾赢得过一次总统奖学金，不是因为她的学业成绩，而是因为她够努力。

但是在十年级的时候，她开始崩溃了。她那时参加了一个大学预科学校，每天晚上需要到凌晨一两点钟才能完成家庭作业。有一天晚上，在学习生物时，她找我哭诉说她永远也不会像她的朋友们那样聪明。听到这话，我伤心极了。第二天我就调出了她最早的脑成像图，那是在她 8 岁时扫描的。自 1991 年我从事脑成像扫描工作时起，我扫描了我所认识的每一个人的大脑。我扫描了我的 3 个孩子，我的母亲，还有我自己。当时我的脑成像扫描经验只有 50 次。而 7 年之后，我已经有了数千次的脑成像扫描经验。我凭借着经验丰富的眼睛看到的东西使我感到害怕。布里安娜的整体脑活动水平很低，而大脑前部的活动水平尤其低。

那天晚上我回到家，告诉了布里安娜我所看到的，并告诉她，我想再给她做一次脑部扫描。因为扫描程序中有针剂注射，她抗议说："爸爸，我不想做扫描，你就知道扫描。"但我是一个儿童精神科医生，我知道如何与孩子们打交道。我觉得这件事很重要，于是我问她，给她什么奖赏能让她做一次扫描。她告诉我说，她想在她的房间里拉一条电话线。我开始想也许她比我以前所知道的要更机灵。而对她进行的新的脑扫描研究结果却完全与 8 年前的一样。一看到结果，我就哭了。

第二天晚上，在给她服用了小剂量药物后我重新给她做了扫描，她的大脑开始恢复正常。布里安娜在学习上遇到的困难与她的智力没有任何关系。她大脑的低活动水平限制了她利用大脑的能力。我让她服用小剂量的药物和一些补充剂。几天以后，她说她学习起来轻松多了。她拿回家里的测验成绩开始变成了 A，以前从来没有发生过这样的事。在她学习生物时，她说她第一次理解了那些概念。她在班上通常是一个害羞的孩子，但她慢慢开始在上课时举手回答问题并参与辩论。一天晚上在吃晚饭时，她向我眨眼说："今天在一场辩论中，我让对方没有还嘴之力。"这不是我以前知道的那个孩子了。在给她做扫描的 4 个月后，她在学业生涯中头一次得了最优的成绩。在以后的高中和大学里的绝大部分时间里，她保持了这一成绩。她对她自己的看法也完全改变了，变成了一个聪明、能干、前途无量的女生。事实也是如此。

区分 6 种不同的注意力缺陷障碍

当你有效治疗了注意力缺陷障碍患者时，你能够改变他们的人生。那么为什么像利他林（Ritalin，中枢兴奋剂）这样的药物治疗会备受争议呢？虽然它们对于某些注意力缺陷障碍患者有疗效，但却使其他人病情加重。在开始研究脑成像之前，我只知其然，不知其所以然。但后来我从脑成像工作中发现，注意力缺陷障碍并不是一种病患，它是 6 种不同的病患的结合。对所有的注意力缺陷障碍患者给以同样的治疗，对某些人有疗效，但对其他人却可能是灾难。以下就是对这 6 种类型病患以及相关治疗的说明。

类型 1：经典注意力缺陷障碍

除基本的注意力缺陷障碍症状外，再加多动、不安宁并且容易冲动。在脑部扫描中，我们可以看到前额叶皮层的活动减少，特别是需要专注时活动减少。

类型 2：粗心大意型注意力缺陷障碍

除基本的注意力缺陷障碍症状外，再加低能量和低动机、行为古怪、全神贯注于内心世界。在脑部扫描中我们看到前额叶皮层和小脑的活动减少，在集中注意力时尤其如此。在一个人的一生当中如果患有这种类型的注意力缺陷障碍，诊断出来的时间通常较晚。这种类型在女孩当中更为普遍。患这种病的都是一些安静的成人和小孩子，他们通常会被人贴上懒惰、没有动力、不那么机灵的标签。

类型 3：过于专注型注意力缺陷障碍

除基本的注意力缺陷障碍症状外，再加认知刻板性、不易转移注意力、专注于消极想法和行为、忧虑、心怀怨恨、好争论并有对抗行为、有一致性的需求。常见于有酗酒、瘾嗜或有强迫症倾向的家庭。通过脑部扫描，我们看到其注意力集中时前额叶皮层活动水平较低，再加上较高的前扣带回活动水平。兴奋剂本身常常会使这一类型的注意力缺陷障碍更为严重。病人对那些他们在意的事情会更加专注。

类型 4：颞叶注意力缺陷障碍

除基本的注意力缺陷障碍症状外，再加上火暴脾气，容易错误解读别人的评论，时有焦虑、头疼和腹痛，有脑外伤的病史，有愤怒、阴暗思想、记忆问题以及阅读困难的家族病史。常见于有学习或脾气问题的家庭中。通过脑部扫描我们看到，在注意力集中时前额叶皮层和颞叶活动减少，兴奋剂本身常常会使这一类的患者更容易激惹。

类型 5：边缘型注意力缺陷障碍

除基本的注意力缺陷障碍症状外，再加上长期轻度忧伤、消极、低能量、低自尊、易激惹、社交孤独、胃口差以及睡眠不良。通过脑部扫描我们看到其前额叶皮层在休息时和集中注意时活动水平较低而深层边缘系统活动水平较高。兴奋剂本身会引起各种回弹问题或引起抑郁症状。

类型 6：环形火山带型注意力缺陷障碍

除基本的注意力缺陷障碍症状外，再加极端喜怒无常、愤怒爆发、容易对抗、不灵活、思维过速、说个不停以及对声音和光线极端敏感。我把它称为"环形火山带"是因为我看到在那些受影响的人们的大脑中，存在着强烈过度活跃的环状地带。如果单独使用兴奋剂，会使这一类型的注意力缺陷障碍病情加剧。

适用于所有类型的通用治疗

对所有患注意力缺陷障碍的人群来说，有许多通用的治疗方法，以下我们开始介绍一些最为重要的治疗方法。

1. 每天服用的复合维生素

有研究表明，维生素有助于人们的学习并可以防止慢性疾病。不管你或你的孩子患有何种类型的注意力缺陷障碍，每天服用复合的维生素和矿物元素补充剂都没有问题。注意力缺陷障碍家庭做事特别没有计划性，在外面吃饭的频率比非注意力缺陷障碍家庭高得多。为了保护你自己和你的孩子，请服用复合的维生素和矿物元素补充剂。

1988 年发表在英国期刊《柳叶刀》上的一项研究，把 12 岁至 13 岁之间

的 90 名儿童分成三组。一组不服用任何片剂，一组服用一种复合维生素和矿
物元素片剂，还有一组服用看起来和尝起来都和维生素和矿物元素相同的片
剂，但不含任何维生素和矿物元素。这一经过严格控制的研究表明，服用维
生素和矿物元素片剂的一组，在非言语智力上有显著增加，而其他两组没有
表现出任何差异。亚临床症状的维生素和矿物元素缺乏，可能是这些学生没
有发挥出他们学习潜力的原因。

2. 鱼油对于患有注意力缺陷障碍的儿童很有帮助

有三项双盲研究暗示着这种脂肪酸很有价值，同时人们也发现，患有注
意力缺陷障碍的人其血液中的 ω-3 脂肪酸水平较低。ω-3 脂肪酸有两大
主要成分：EPA 和 DHA。EPA 使人兴奋而 DHA 使人镇静。对于类型 1 和类
型 2 的注意力缺陷障碍，我推荐使用鱼油中的 EPA 成分，而对于其他类型
的注意力缺陷障碍，则推荐 EPA 和 DHA 相结合。我推荐成人每天服用
2 000～4 000 毫克，儿童每天服用 1 000～2 000 毫克。

3. 杜绝咖啡因和尼古丁

它们均会干扰睡眠并降低其他治疗的疗效。

4. 做 30～45 分钟一定强度的有氧运动

小孩子应当进行安全的锻炼，如长距离的快速行走（千万注意不要发生
脑外伤）。

5. 关上电视和电子游戏机

如果没办法这样做可以把看电视和玩游戏的时间限制在每天不超过 30 分
钟。这对于少年儿童来说可能有点儿难，但是对他们是很有益的。

6. 食物是一种药

对于大多数注意力缺陷障碍患者来说，高蛋白低糖的配餐是最好的。
对于类型③的患者，在他们的饮食中多配一些碳水化合物能使他们表现更

好些。

7. 在对待患有注意力缺陷障碍的孩子、雇员和配偶时，不要吼叫

很多注意力缺陷障碍患者寻求冲突或刺激作为一种使他们保持兴奋的手段。要使别人发疯或愤怒，他们有的是办法。不要跟他们发脾气。如果他们让你爆发了，他们无意识、低能量的前额叶皮层就会兴奋和享受。不要让你的愤怒成为他们的药。他们可能会上瘾的。

每一种类型的自然疗法

如果你决定像许多人一样，使用这些补充剂而不是吃药，请对它们的疗效加以记录。我只希望我的病人服用对他们确实有益的补充剂。如果这些补充剂没有效果的话，我还是希望他们采用药物治疗。许多病人都说，在他们尝试药物治疗之前，他们想要尝试天然补充剂。对此，我并不反对，但由于注意力缺陷障碍患者都是拖拉大师，我担心如果补充剂不是完全有效，他们也不会寻求更为有效的治疗。你要不断寻找对你自己和你的孩子最为有效的治疗方法。对新观点持开放态度，坚持不懈，直到你的大脑和生活均达到最佳状态为止。对于不同的选项，建议你按照我所列明的顺序尝试，除非我另有说明，在开始的时候，一次只尝试一种。请一定向你的保健医生咨询这些选项。

🏅 类型 1 和类型 2：经典注意力缺陷障碍和粗心大意型注意力缺陷障碍

对于类型 1 和类型 2 的补充剂替代疗法包括：L-酪氨酸、DL-苯丙氨酸、乙酰左旋肉碱、L-茶氨酸以及葡萄籽提取物。这两个类型似乎是由于缺乏神经递质多巴胺造成的。

L-酪氨酸

我开出的处方中经常有 L-酪氨酸（L-tyrosine），它是氨基酸的一种。

对成人的剂量是每天两次到三次，每剂 500 毫克至 1 500 毫克；对于 10 岁以下的儿童是每天两次到三次，每剂 100 毫克至 500 毫克。

L- 酪氨酸是多巴胺的一种基本氨基酸成分，多巴胺是与注意力缺陷障碍有关的一种神经递质。据说它可以增加苯乙胺的水平，苯乙胺是一种适度的兴奋剂，巧克力中就含有高浓度的苯乙胺。我的很多病人跟我说，这种补充剂对他们是有疗效的。虽然其疗效比较缓慢，但病人们还是感觉到了积极的疗效。鉴于其吸收模式，我建议病人空腹时（饭前半小时之前或饭后一小时后）服用。除了体重会有所减轻外，我没见过 L- 酪氨酸有任何副作用。如果给类型 3 的病人只服用这种补充剂，过度专注症状会加重。有躁狂症病史的患者应慎用 L- 酪氨酸，因为这种化合物具有增加动力的特性，可能会引发躁狂。

L- 酪氨酸也是肾上腺素和去甲肾上腺素的一种基本氨基酸成分，据报告，L- 酪氨酸有助于增加能量水平、情绪、注意力和新陈代谢。L- 酪氨酸可能有助于提高动机并改善专注程度。还有帮助躯体适应和应对压力的作用。事前服用可以帮助人们避免压力环境下（如外科手术、情绪低落以及睡眠剥夺）典型的身体反应和感觉。在可卡因和尼古丁戒断中，L- 酪氨酸是对传统疗法的一个有效补充手段。在某些抑郁症患者身上，L- 酪氨酸也处于低水平。20 世纪 70 年代开展的一系列研究表明，利用 L- 酪氨酸缓解抑郁症状，特别是当它与 5- 羟色氨酸补充剂结合使用的时候，会有鼓舞人心的结果。

作为类型 1 注意力缺陷障碍的患者，16 岁的费尔曾经治疗了数年之久。他曾经服用过利他林，这种药在一段时间内起作用，然后效果会逐渐减弱。这种药物时好时坏的疗效使他很受挫。他尝试了阿得拉，效果似乎和前一种药差不多。我停了他的兴奋剂药物治疗，让他服用 L- 酪氨酸，一天 3 次，每次 1 000 毫克，并严格执行配餐指导，鼓励他每周快走 5 次，一次 1 小时。在一周内他就感觉好多了。现在，他保持这一养生法已经达 4 年之久。

DL - 苯丙氨酸

DL-苯丙氨酸（DL-phenylalaninb）是一种基本氨基酸，这意味着它对人体健康起着很基础的作用，但人体却不能产生这种氨基酸，所以必须从食物或补充剂中获得。人体会把 DL-苯丙氨酸转换成 L-酪氨酸，L-酪氨酸是对于生成蛋白质、特定的大脑化学物质以及甲状腺激素有基础性作用的另一种氨基酸。缺乏 DL-苯丙氨酸的症状包括混淆、缺乏能量、机敏性降低、记忆力降低以及胃口差。不少研究表明，抑郁症患者的去甲肾上腺素和肾上腺素水平低。抗抑郁类药物丙咪嗪和地昔帕明的部分作用是通过提高大脑中的去甲肾上腺素来完成的。从理论上讲，有更多前提存在时，会有更多神经递质产生。因此，通过增加 DL-苯丙氨酸，我们就能增加去甲肾上腺素，进而会对注意力和情绪产生积极影响。实际上，在许多研究中，已经发现 DL-苯丙氨酸对于抑郁、低能量和疼痛控制是有帮助的。20 年来，我一直把它当作一种抗抑郁剂用于少年儿童和成年人。它比抗抑郁类处方药的效果要柔和一些，而且它引起的副作用也明显小得多。

推荐的服用剂量是成人一天 3 次，一次 400 毫克，空腹服用；儿童是一天 3 次，每次 200 毫克。苯丙酮尿症（PKU）的患者要慎用。

乙酰左旋肉碱

据报告，乙酰左旋肉碱（Acetyl L-carnitine）是一种能提高注意力、增强能量以及减缓老化的营养物质。研究表明，乙酰左旋肉碱可增加各种神经递质的水平，而这些神经递质对于记忆、集中注意力和学习是必需的，它还可以修复因紧张和营养不良对脑细胞造成的损伤。细胞中大约 95% 的能量生产是在线粒体中发生的。人们越来越普遍地把老化性疾病称为"线粒体障碍"。研究表明乙酰左旋肉碱有助于增加线粒体中能量的产生。

有些报告说，服用后在 20 分钟内就感觉到心理能量和注意力的提升，这就是为什么你不应该在一天当中太晚的时候服用的原因，因为它会让你失眠。尽管乙酰左旋肉碱不是兴奋剂，但它似乎会自然增加大脑中的能量。超过 30 项的研究表明，乙酰左旋肉碱能减缓或防止与年龄相关的心智衰退。在一项研究中，给 236 名老年人每天服用 1.5 克的乙酰左旋肉碱，并持续 45 天，他们在认知机能测量表现、记忆表现以及结构性思维上的效果有显著的增加。20 名每天服用 1.5 克乙酰左旋肉碱的成年人体会到许多大脑老化征候的反转。受过认知损伤的酗酒者也可能受益于乙酰左旋肉碱。乙酰左旋肉碱还具有缓解抑郁症的潜在价值。160 名一年以前遭受过中风的患者，每天服用 1.5 克乙酰左旋肉碱，持续 8 周时间，他们的恢复速度会加快，他们的情绪和注意周期也会得到改善。对 600 多名阿尔茨海默病患者进行了超过 20 年的研究表明，乙酰左旋肉碱对痴呆症患者有好处。

由于缺乏长期安全性研究，对于孕期或哺乳期的妇女不建议使用乙酰左旋肉碱。据报告，在那些服用乙酰左旋肉碱的患者中，有可能会发生轻微的肠胃症状，包括恶心、呕吐、腹绞痛以及腹泻；有些口服乙酰左旋肉碱的阿尔茨海默病患者的兴奋度会增加；在那些癫痫障碍患者当中，有些服用乙酰左旋肉碱的人癫痫发作频率会增加。

如果你感到疲劳、精神困乏、记忆丧失或有注意力问题，你应当考虑服用乙酰左旋肉碱。典型的剂量为每天 500 毫克至 1 500 毫克。孕期或哺乳期的妇女不建议使用。

L - 茶氨酸

L - 茶氨酸（L - Theanine）是一种主要存在于绿茶中的天然氨基酸。它是绿茶中占主导地位的氨基酸，并占这种植物的全部自由氨基酸的 50%。人们认为 L - 茶氨酸是产生绿茶味道的主要成分。在日本，它被作为一种营养补充剂在市场上销售，用于调节情绪。在调节癌症化疗介质的新陈代谢和缓解其副作用方面，L - 茶氨酸可能也起着某种作用。

研究表明，L - 茶氨酸能够渗透大脑，并使神经递质 5 - 羟色胺或多巴胺浓度增加。这些发现引发了新近的研究，以探索 L - 茶氨酸增强学习能力、获得放松以及缓解情绪紧张的可能性。有研究称，给年轻的雄性大鼠每天服用

180 毫克的 L- 茶氨酸长达 4 个月，其学习能力有了提高。人类的表现是通过一个学习能力的测验和一个关于记忆的被动和主动回避测验来评估的。有人在一小组志愿者中对 L- 茶氨酸的心理效果进行了测试，志愿者被分成了"高焦虑组"和"低焦虑组"。志愿者都是女性，年龄在 18 ~ 22 岁。她们的焦虑水平是通过一个外显焦虑量表加以评定的。被试接受水、50 毫克的 L- 茶氨酸或 200 毫克 L- 茶氨酸溶剂，一周一次。服用 60 分钟后测量脑波。与接受水的被试组相比，接受 200 毫克剂量（溶解在 100 毫升的水中）被试组产生的 α 波显著较高。效果显然取决于剂量。研究者把显著增加的 α 脑波活动作为放松的一个指标。

使用的剂量为 50 毫克至 200 毫克，视需要而定。一些绿茶制品中富含 L- 茶氨酸。在绿茶叶的干重中所含的氨基酸为 1% ~ 2%。孕期妇女和哺乳的母亲应当避免 L- 茶氨酸。与癌症化疗介质同时服用 L- 茶氨酸必须在医疗监督下使用。

葡萄籽 / 松树皮提取物

对于类型 1 和类型 2 的患者，葡萄籽或松树皮提取物（这种提取物是碧萝芷，可以抗衰老）也会有一些适度的疗效。葡萄籽或松树皮提取物是原花青素复合物。这些复合物能够增加血流，并且还能起到强效抗氧化剂的作用，其效力是维生素 E 的 20 倍到 50 倍。

这里有来自斯洛伐克的一个例子。在长达 4 周的时间里，对 61 名儿童每天补充 1 毫克的碧萝芷或安慰剂。这是一项随机的，控制了安慰剂效应的双盲研究。研究分别于实验开始时、治疗后一个月以及治疗期间结束的一个月之后，通过标准化问卷对病人加以检查。研究结果表明，患有注意力缺陷障碍的儿童服用碧萝芷一个月后，会显著表现出多动减少、注意力得到改善以及视觉 - 动作协调和注意力集中程度的改善。而在安慰剂组中没有发现有积极的效果。而终止指导服用碧萝芷一个月后，出现了症状的复发。研究者们得出结论："使用碧萝芷作为一种天然补充剂来缓解儿童的注意力缺陷多动障碍症状是可行的。"

有大量的医学文献报告称，这些复合物对于静脉曲张患者有疗效。如果你患有注意力缺陷障碍或静脉曲张，服用葡萄籽或松树皮提取物说不定有好处。

48 岁的克里斯托由于注意力缺陷障碍症状而来到我们诊所。在她的一生中，她都粗心大意、容易分神、没有条理，还很容易冲动。在生下第三个孩子之后，她还患了很严重的静脉曲张（我在第一次面诊时就注意到了她的静脉曲张）。当我们在讨论针对她的经典注意力缺陷障碍的治疗方法时，她说她想要试一下葡萄籽提取物，然后再试其他的治疗方法。在经过 3 周之后，她告诉我说她感觉好些了，更有活力了，她的腿不管是看起来还是感觉上都好些了。最后我增加了 L-酪氨酸，以帮助她解决集中注意力的问题，这一养生法在过去的几年里一直都对她有很大的帮助。

🎖 类型 3: 过于专注型注意力缺陷障碍

看起来，这一类型的注意力缺陷障碍好像是由于 5-羟色胺和多巴胺的相对缺乏而造成的。对于这一类型，我使用了一些能够增进 5-羟色胺的物质（如贯叶连翘和 5-羟色氨酸）和增进多巴胺的物质（如 L-酪氨酸）。

贯叶连翘

大量的研究都支持对主诉抑郁的轻微到中等程度病例，使用贯叶连翘作为一种有效的治疗。有研究表明，与处方药相比，人们对贯叶连翘有更好的耐药性，其副作用也较小。另外，经随机化的双盲研究表明，贯叶连翘与抗抑郁处方药（如西酞普兰、帕罗西汀、氟西汀、舍曲林以及丙咪嗪）有同样的疗效。

贯叶连翘似乎能增加大脑中的 5-羟色胺。开始服用贯叶连翘的剂量为儿童每天 300 毫克，10 多岁的少年每天两次，每次 300 毫克，成人晨服 600 毫克，晚服 300 毫克。有时候我会为成人开出 1 800 毫克的剂量。瓶子上应当说明它含有 0.3% 的金丝桃素，这是贯叶连翘的活性成分。我曾经做过许多使用贯叶连翘前后的脑部扫描的研究。它明显地减少了许多病人前扣带回的过度活跃程度；它还有助于解决喜怒无常和不能转移注意力的问题。不幸的是，我也见过它减少了前额叶皮层的活动。在这项研究中，一位妇女说："我更快乐了，但我也更邋遢了。"当扣带回症状与注意力缺陷障碍症状同时出现时，使用贯叶连翘时应当同时使用一种像 L- 酪氨酸这样的兴奋性物质或阿得拉这样的兴奋剂。

有报告称，贯叶连翘会增加对阳光的敏感性（你可能会更容易被阳光晒伤），也有可能会减轻避孕药和抗病毒药物的药效。另外，当存在颞叶症状时，在首先稳定颞叶之前，请不要使用。

16 岁的爱莲娜曾经很长时间以来都是愁眉苦脸的。她在家里的时候还会有愤怒问题。如果事情不能如她所愿，她就会向她的父母亲或她的妹妹发火。作为一名学生，她是一个完美主义者，这使她在作业上要多花时间。她的母亲是一位校长，在听过我的讲座之后，把她带到了我的面前。她告诉我说，她肯定爱莲娜患有前扣带回注意力缺陷障碍，这使她过于专注。她的脑部扫描成像研究表明，在她的前扣带回有明显的活动增加。而她的前额叶皮层则有轻微的活动减少迹象。我让她服用贯叶连翘，早上 600 毫克，晚上 300 毫克。我还让她服用 L- 酪氨酸，每日 2~3 次，一次 500 毫克。一个月之内，爱莲娜已经好多了。她更加放松，脾气没那么大了，在班级的表现也好多了。她说学习很容易，因为她不再需要把所有事都做得尽善尽美。她仍然想要优异，但不再会三番五次地抄写作业直到作业变得完美无缺。

5- 羟色氨酸

5- 羟色氨酸在生成 5- 羟色胺的道路上又向前迈进了一步。它比 L- 色氨酸更容易获得并且更容易被大脑吸收。大脑可以吸收它的 70%，而对于 L- 色氨酸大脑只能吸收 3%。5- 羟色氨酸比 L- 色氨酸更强大 5~10 倍。不少双盲实验已经表明，5- 羟色氨酸和抗抑郁类药物同样有效。它有助于提升大脑中 5- 羟色胺的水平，并有助于冷却前扣带回的过度活动（如果可能的话，润滑前扣带回以帮助注意转换）。成人服用 5- 羟色氨酸的剂量为每天 50 毫克至300 毫克。儿童服用剂量减半。请空腹服用 5- 羟色氨酸和 L- 色氨酸。5- 羟色氨酸最为常见的副作用是造成胃部不适。但这种不适还是适度的。慢慢开始，循序渐进。

🎖 类型 4：颞叶注意力缺陷障碍

颞叶注意力缺陷障碍是由于颞叶功能不良和前额叶皮层活动水平低结合起来造成的。研究已经证明，我们设计的针对稳定和提高前额叶皮层活动水平的策略对这一注意力缺陷障碍类型是有价值的。从药物治疗的角度来看，我发现抗癫痫药物（也被称为抗惊厥药物）是最有用的。这些药物发生作用的机制之一是，通过提高 γ- 氨基丁酸起作用。

γ- 氨基丁酸

γ- 氨基丁酸是广泛分布于整个大脑中的一种主要神经递质。由于大脑过于兴奋可能会导致易激惹、不安宁、失眠、癫痫以及动作障碍，必须用抑制剂对其加以平衡。γ- 氨基丁酸是大脑中最重要的抑制性神经递质，就像在活动失控时可以起到刹车的作用。它可以产生这种作用,在这 25 项研究中，有 21 项显示出了积极的疗效而其余的 4 项则是消极的结果。凭我的经验，当与 L- 酪氨酸结合使用时，对于焦虑、忧虑、睡眠以及过度专注的注意力缺陷障碍，5- 羟色氨酸有显著的积极疗效。治疗焦虑的药物和各种抗惊厥药物刺激 γ- 氨基丁酸感受器并引起放松。大脑中 γ- 氨基丁酸的水平过低或 γ- 氨基丁酸功能的减损与数种精神和神经性障碍（包括焦虑、抑郁、失眠以及癫痫）相关。研究表明，γ- 氨基丁酸能提高放松程度并改善睡眠。

绝大多数抗癫痫药物的药理都涉及直接或间接增加 γ- 氨基丁酸。各种药物通过以不同的方式增加人体中的 γ- 氨基丁酸来起到治疗作用。据研究，特别用于治疗一种童年期癫痫的生酮饮食法就是通过 γ- 氨基丁酸起作用的。对于采用生酮饮食法的健康被试进行测试,得到的脑电图发现了与 γ- 氨基丁酸活动增加相一致的模式。研究表明，口服 γ- 氨基丁酸补充剂可以对癫痫产生疗效。数项动物研究和临床研究检验了在治疗不同类型的癫痫障碍时，γ- 氨基丁酸和磷脂酰丝氨酸（PS）相结合的治疗效果。

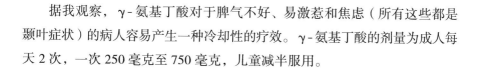

据我观察，γ-氨基丁酸对于脾气不好、易激惹和焦虑（所有这些都是颞叶症状）的病人容易产生一种冷却性的疗效。γ-氨基丁酸的剂量为成人每天 2 次，一次 250 毫克至 750 毫克，儿童减半服用。

类型 5：边缘型注意力缺陷障碍

边缘型注意力缺陷障碍有许多轻度抑郁的症状，包括消极、悲伤、感到没有希望以及自动的消极想法泛滥。我常常见到这类人由于兴奋剂变得更加消极和喜怒无常。对这一类型注意力缺陷障碍最有效的补充剂似乎是 S- 腺苷甲硫氨酸、DL- 苯丙氨酸或 L- 酪氨酸。DL- 苯丙氨酸和 L- 酪氨酸在前文中已经说明过了。

S- 腺苷甲硫氨酸

S- 腺苷甲硫氨酸（SAMe）与许多重要大脑合成物（包括各种神经递质）的产生相关。它将"甲基"族贡献给这些合成物以便它们能够正常发挥作用。一般情况下，大脑利用氨基酸、蛋氨酸来产生其所需要的全部 S- 腺苷甲硫氨酸。但是在抑郁症患者当中，发现这一合成受到了损害。已经发现，在配餐中补充 S- 腺苷甲硫氨酸会提高与抑郁有关的神经递质并提高细胞膜的通透性。S- 腺苷甲硫氨酸是最好的天然抗抑郁剂之一；许多近期研究表明，它和抗抑郁药物一样有效。对于纤维肌痛的患者，S- 腺苷甲硫氨酸也有很好的疗效。纤维肌痛是一种慢性的肌痛障碍。纤维肌痛和注意力缺陷障碍通常同时发生。我认为与注意力缺陷障碍相联系的长期应激，是造成肌痛的原因之一。患有双相情感障碍、躁狂抑郁疾病或环形火山带型注意力缺陷障碍的人不应当服用 S- 腺苷甲硫氨酸。关于 S- 腺苷甲硫氨酸引起躁狂和轻度躁狂事件，比如兴奋过度，在性方面或花钱时极具冲动性，强制言语或睡眠需求减少这样的病例报告也有不少。我想这些报告说明 S- 腺苷甲硫氨酸是一种有效的抗抑郁剂，因为所有的抗抑郁处方药都有这种能力。

有一项来自加州大学洛杉矶分校的研究，山凯木（Walid Shekim）及其同事在为期 4 周的开放测试和为期 9 周的控制安慰剂效应的双盲交叉试验

中，对一个被准确诊断为注意力缺陷多动障碍的成年群体样本使用了口服 S-
腺苷甲硫氨酸，以确认 S- 腺苷甲硫氨酸的有效性和安全性。来自开放测试
的初步数据揭示出，服用 S-腺苷甲硫氨酸的患者中有 75% 的人（8 名男性
中的 6 名）病情有所改善。两名没有疗效的患者在利他林测试中也没有疗
效。疗效的程度从轻微到显著，有轻微、短暂的副作用，但没有影响到功能。

S- 腺苷甲硫氨酸的服用剂量为一日 2 ~ 4 次，每次 200 毫克至 400 毫克，
儿童减半。

🎖 类型 6：环形火山带型注意力缺陷障碍

这一类型的注意力缺陷障碍常会表现出严重的注意力缺陷障碍症状，如
剧烈的多动、严重的注意力分散、严重的冲动性、对环境过于敏感、强制言
语以及周期性情绪变化。我认为这一类型的注意力缺陷障碍可能与双相情感
障碍有关。兴奋剂本身会使病情恶化。在亚蒙诊所，我们使用 Neurolink 补充
剂和高质量鱼油。Neurolink 是 γ- 氨基丁酸、5- 羟色氨酸、肌醇和 L- 酪氨
酸的合成物。γ- 氨基丁酸是一种抑制性神经递质并可以用来给过于兴奋的
大脑区域降温；5- 羟色氨酸和肌醇起到增加 5- 羟色胺供应量的作用，有助于
提高情绪或灵活性；而 L- 酪氨酸是形成多巴胺的基本氨基酸，有助于注意
力集中和提高动机。通常情况下，一开始我会让病人一天 2 次，一次服用 2
个胶囊，持续 3 周；然后增加到一天 2 次，一次 3 个胶囊，持续 3 周；再往
后，如果需要的话，一天 2 次，一次 4 个胶囊。它见效的时间往往需要数周，
所以需要耐心。作为对 Neurolink 的补充，我们还经常使用高质量的鱼油，已
经发现鱼油具有缓解情绪障碍和缓解大脑功能过于兴奋的疗效。对于更为严
重的临床症状，我推荐在初期服用鱼油外加一种抗惊厥药物或非典型的镇静
药，而且在情绪稳定之后通常要服用一种抗抑郁药。

考德从乔治亚州前来找我。他患有所有的注意力缺陷障碍症状，但当他
服用安他林时，他变得更加强迫、不能入睡，并咬自己的指甲直到咬出血。
他的脑成像图并没有显示出典型的注意力缺陷障碍模式，但是表明他的大脑

活动水平太高。他的大脑需要降温，而不是刺激它兴奋。通过服用 Neurolink 补充剂，他的病情缓解了很多。

数年来，我帮助过许多患有注意力缺陷障碍的飞行员，他们不能服药，我帮助他们保住了美国联邦航空局的执照。（不能服药）这一规定在我看来似乎有些落后。我想要飞行员能够集中注意力，我真不想让我们的飞行员在他们开飞机的时候分神或挑起冲突。但是由于有关规定，飞行员想要保住他们的工作就需要自然疗法。许多人通过使用自然疗法治愈注意力缺陷障碍并找到了自己的成功之路，当然也不是所有的人都必须用自然疗法。

15

焦虑、抑郁了怎么办

在人类历史中，很多有名的人都曾与焦虑症和抑郁症斗争，包括马克·吐温、海明威、J. K. 罗琳以及戴安娜王妃。亚伯拉罕·林肯曾经经历过一些严重抑郁的时期，还产生过自杀的念头，这已经不是什么秘密。在 1836 年，林肯告诉一位朋友说他曾经不止一次"被抑郁所笼罩以至于他从来不敢在口袋里装一把小刀"。林肯有可能是从他的母亲那里遗传了抑郁的倾向，他描述他的母亲是多愁善感的，"双眼就像两汪悲伤的池水"。他的抑郁症也有可能是在他 12 岁时所遭受的严重脑外伤造成的。脑外伤常使受伤的人不可避免地遭受情绪障碍。没有有效的药物和天然补充剂可以依靠，林肯把"笑声"当成了一种自我治疗的良药。如果他的朋友能给他讲一个有趣的故事让他发出笑声，或让他讲一个引人发笑的逸闻趣事，林肯的心就会开阔起来。

在 1864 年的选举之夜，林肯非常紧张不安，预计会有一个不利的结果。他读了一本幽默书来缓解自己紧张的神经。当林肯的一位内阁成员看到他在读的是什么书后，他带着嫌恶离开了白宫，他以为总统不知道这一晚的情况有多么严重。显然，林肯懂得今天的医生们刚刚发现的处方——笑声就是治疗手段。

时至今日，很多人仍然认为焦虑和抑郁是态度不对或意志脆弱的产物。他们以为，只要你足够努力，坏情绪就会消失。但这些障碍通常是一颗失去平衡的大脑造成的，就好像糖尿病是一种胰岛素障碍一样。把这些障碍看成是医学问题而不是道德问题，有助于人们得到他们所需要的帮助。

一种常见的错误观念是，焦虑和抑郁是不同的问题。但在大约 70% 的时间里，它们都是形影相随的。通过我们的脑成像工作，我描述了 7 种不同类型的焦虑和抑郁，只有知道你所患的是哪一种类型，你才能得到正确的治疗。首先我想要与你分享的是，我推荐的一些适用于所有类型的治疗方法。

焦虑症和抑郁症的 7 种类型

🏅 类型 1：纯焦虑

主要的问题是焦虑。这一类型的人感到焦虑、紧张并且神经质。他们生活在"有不好的事将要发生"这种感觉中，并且有焦虑的身体感觉，诸如头痛、胃痛以及心悸。患有"纯焦虑"的人会避免导致他们焦虑的事情，比如新环境。他们不善于处理冲突，会像逃避瘟疫一样逃避冲突。我经常讲，这种类型的人有太多"预言"式的自动的消极想法。他们很善于为最坏的事情做打算并对未来充满恐惧。

有这样一个例子：盖瑞因为背痛而去看医生，当医生给他做检查的时候，发现在他的肾脏上面有一个"压痛点"。他告诉盖瑞去拍一个肾脏 X 光片，而这时候盖瑞就开始胡思乱想了。

盖瑞想："这个医生将会发现我得了癌症。"请注意这种小小的逻辑上的跳跃！但他的思想却不会在那里停止。"我将要不得不接受化疗。我将会吐得一塌糊涂，头发掉光，承受无尽的病痛，然后我会在痛苦中死去！"这些想法就发生在 30 秒钟之内。

在恐慌之中，盖瑞对医生说："我不能去拍 X 光片。"

"为什么？"医生说，"我需要这一 X 光片，否则我不能判断出……"

盖瑞说："不，你不理解我，我不能拍这个 X 光片！"

这就是为什么医生会找到我的电话，并把盖瑞转诊到我这儿的原因。

当盖瑞告诉我这个故事的时候，我知道他正在忍受着惊恐障碍的折磨。盖瑞是一位可以预测最坏结果的大师，而这使他表现出惊恐症状。在治疗盖瑞的时候，我使用了深度放松法，并教他去纠正那些自动的消极想法，正是这些自动的消极想法使他的焦虑越演越烈。在经过两次治疗之后，我和盖瑞一起去拍了他的肾脏 X 光片。在拍片的过程中，我给他催眠以使他能冷静下来，他也配合得很好。但当技师脸上带着忧虑的表情回到房间，问盖瑞他的疼痛在哪一边时，盖瑞抓住自己的胸部，并盯着我，仿佛在说"我知道你一直在骗我，我要死了"。我拍了拍他的腿说："这样吧，盖瑞，在你死之前，让我看一看这个 X 光片。"盖瑞有一颗很大的肾结石，这会使他非常疼痛，但肾结石通常不会要了一个人的命。盖瑞的焦虑正在毁掉他的生活。

🏅 类型 2：纯抑郁

主要症状是悲伤。这一类型的患者还有低能量、睡眠差和胃口差等问题，对于那些通常比较有趣的事情，他们可能感到没什么意思，他不能从中得到乐趣。他们的自动的消极想法与类型 1 患者的"算命"式自动的消极想法不同，更多是与绝望、无助、无价值和罪恶的感觉相关的。

🏅 类型 3：焦虑和抑郁混合型

这是焦虑症状和抑郁症状的结合，比纯焦虑类型和纯抑郁类型要普遍得多，治疗时要求采用类型 1 治疗方法和类型 2 治疗方法相结合。

🎗 类型 4：过于专注的焦虑和抑郁

这一类型的人患有焦虑或抑郁，并且他们执着于消极的想法或行为。当这一类型与焦虑相结合时，人们会执着于恐怖的想法。当它与悲伤相结合时，他们会执着于使人抑郁的想法。当他们执着于妄想或强迫行为时，就会发生强迫性障碍。患有恐惧症的人会执着于一种使其恐惧的事物（如蛇等）。患有创伤后应激障碍（PTSD）的人会执着于过去发生的一些不好的事。过于专注的焦虑和抑郁更多地与那些易忧虑、心怀怨恨、刻板、好对抗、易争辩的人联系在一起。我注意到这一类型常见于酗酒者的子女或他们的孙辈当中。

🎗 类型 5：颞叶焦虑和抑郁

颞叶位于太阳穴之下，眼睛之后。颞叶对于学习、记忆和情绪控制起着很重要的作用。当大脑这一部分发生问题的时候，人们容易遭受情绪失控、记忆问题以及易情绪不稳定；有时候还会产生阴暗、邪恶或使人害怕的想法。这一类型的人容易把并非消极的评论解读为消极，他们还很难发现社交线索。脑外伤之后常见这一类型。

🎗 类型 6：周期性焦虑和抑郁

典型的症状是情绪周期，有时候比较温和，有时候比较严厉。经典的周期性情绪障碍被称为双相情感障碍：患者的情绪在两极之间摆动，从抑郁到狂躁。年复一年地，它影响着近 3% 的美国人，并且在过去的数十年里，看起来有增长的趋势。躁狂是抑郁的对立面。在躁狂期间，患者睡眠较少，常常会胡思乱想，感到不由自主地说个不停。他们还有可能容易激惹并非常容易冲动。患有双相情感障碍的人可能会变得性欲过度，或非常虔信宗教，或超出他们的经济能力大手大脚地花钱。我最初接诊的患有这种障碍的一位病人花掉了 3 万美元，而她家里并没有这些钱，她都不知道该如何告诉她的丈夫。

有时候，双相情感障碍会被错诊为注意力缺陷障碍。但是，这两者之间的区别是非常重要的，因为如果你给一位双相情感障碍患者服用了兴奋剂类药物，可能会使病情急剧加重。就像注意力缺陷障碍和其他类型的焦虑和抑郁一样，双相情感障碍有不同的程度和类型。有些人只有轻微的情绪波动，而有些人却不得不因此待在医院或监狱里。对于严重的双相情感障碍来说，药物治疗通常是重要的。我找不到和药物一样有效的能够充分治疗这种疾病的天然补充剂。

🎖 类型 7：散漫的焦虑和抑郁

这一类型的患者会表现出能量水平很低、思考问题有困难，并感觉到自己如同在云里雾里一样。他们的问题不是忧虑，而是不那么容易专注于思想，还经常有记忆问题。在治疗类型 7 的患者时，很重要的一点就是要发现为什么他们大脑的活动水平如此之低，考虑可能存在的所有问题，然后发现使大脑兴奋的不同方法。

玛蒂尔达因为忘记了放在烤炉上的东西而几乎将她家的房子烧成一片灰烬，随后，她的家人带她来到了我的诊所。她的家人实在是拿她没办法了。69 岁时，玛蒂尔达被诊断为患有阿尔茨海默病，而且从那以后她的病情不断恶化。由于发生了 4 次小事故，她的驾驶执照也被吊销了。她 6 个孩子中的 5 个都认为，为了她的安全，应当把她交给某个医疗护理机构。但她的一个女儿听说了我的诊所，就把她带来做更多的检查。"最后再试一次，"她告诉我，"你是我们最后的希望。"当我第一次见到玛蒂尔达的时候，我也以为她患有阿尔茨海默病，但她的脑成像扫描结果却不是这样的。在那些通常受到阿尔茨海默病影响的大脑区域，她的大脑活动水平很正常。她的脑成像与抑郁症相一致。

对一些老年患者来说，有时候很难区别是阿尔茨海默病还是抑郁症。基于她的脑成像结果，我让她服用了抗抑郁药。三个星期以后，玛蒂尔达从她所陷入的那片迷雾中走了出来。她的记忆力有了好转，也开始变得更喜欢说话。一个月以后，她问我能否给车管所写封信以帮助她拿回她的驾驶执照。我告诉她："玛蒂尔达，我和你在同一条公路上开车。我需要你按照我的医嘱吃药并做其他的治疗。如果你的病情好转持续达到了 6 个月，而且脑成像图也有了改善，那时候我再写信给车管所。"

6个月以后，她的状态还是不错，脑成像图也有了改善，于是我如约给车管所写了信！

每一种类型的自然疗法

在这一节当中，我将重新检查每一种类别的焦虑和抑郁，并为我观察到有临床效果的补充剂提供更为详尽的说明。我将向你说明药理以及我建议病人服用的剂量规定。正如我在第14章中说过的那样，如果你和许多人一样，决定服用这些补充剂以替代药物治疗，请一定对它们的疗效保持记录，并告诉你的医生你正在服用什么。我只想我的病人服用对他们确实有益的补充剂。如果这些补充剂没有效果的话，我还希望他们采用药物治疗。许多病人都说，在他们尝试药物治疗之前，他们想要尝试天然补充剂。对此，我并不反对，但是如果补充剂并非全然有效，他们就应当寻求包括药物治疗在内的更为有效的治疗方法。如果未经治疗或未经适当治疗，焦虑、抑郁和双相情感障碍可能会是非常有害的。请尝试各种办法，来发现对你或你的孩子最为有效的治疗方法。

🎗 类型1：纯焦虑

γ-氨基丁酸

γ-氨基丁酸对焦虑和易激惹性有冷却的疗效，还有助于睡眠。

γ-氨基丁酸是一种氨基酸，在大脑中作为一种神经递质而起作用。根据有关草药文献的报告，在很大程度上，γ-氨基丁酸的作用与抗抑郁类药物和抗惊厥类药物相同。它可以减少神经细胞不规律活跃或过度活跃，从而有助于稳定神经细胞。这意味着对那些忍受着脾气问题、易激惹性和焦虑的人来说，它有一种镇静作用，而不管这些症状是与焦虑相关还是与颞叶紊乱相关。各种能使人放松的自然疗法也是通过提高γ-氨基丁酸水平来起作用的，或至少有部分效果是这样来的。一项经过控制的初步研究发现，与为时60分钟的阅读治疗相比较，在一段为时 60 分钟的瑜伽单项训练之后，大脑中的 γ-氨基丁酸水平有了显著提高。

成人可以服用 γ-氨基丁酸，将其作为一种补充剂，剂量为每天 250 毫克至 1 500 毫克；儿童服用的剂量为每天 125 毫克至 750 毫克。为了取得最好的效果，应当分 2 剂或 3 剂服用。

维生素 B_6 和 L-谷氨酰胺

酶将大脑中的氨基酸转化成了 γ-氨基丁酸，而维生素 B_6 对这一转化过程起支持作用。焦虑的人也许是没有足够的 L-谷氨酰胺，也许是缺乏维生素 B_6。这使他们缺乏产生 γ-氨基丁酸的必要基本成分。γ-氨基丁酸是一种以氨基酸为基础的神经递质，具有抑制的特性，并能减少神经细胞的激活率。L-谷氨酰胺的推荐剂量为每天 3 ~ 4 次，在两次进餐之间服用，每次 500 毫克；维生素 B_6 为每天 2 次，每次 50 毫克至 100 毫克。警告性说明：过量服用维生素 B_6 可能会引起神经损伤，但在停用维生素 B_6 以后通常可复原。

缬草

在检索了关于缬草补充剂的医学文献之后，我发现了 10 项治疗焦虑和失眠的研究。在这 10 项研究中有 6 项取得了积极的效果，其余 4 项的结果是消极的。凭我的经验，缬草有助于睡眠。

许多病人发现，在帮助睡眠方面，缬草有显著的效果。其抗焦虑的属性已经广为人知，因此被当作一种温和的镇静剂、止痛药和肌肉松弛药来使用。大约有 150 种缬草广泛分布于全世界的温带地区。其有效成分，是从这种植物的根部提炼出的一种气味难闻的油中发现的。古罗马医师盖伦曾记载过缬草的好处，在中世纪的医学文献中，它是与"治百病"这样的用语联系在一起的，在中医和印度医学中也用它。在美国现代制药业形成之前，也曾经使用过它。这一治疗失眠的方法对于神经质、紧张、情绪反应性增加、疼痛和焦虑等症状均有疗效，它还能减少癫痫患者发病的频率。

缬草似乎是通过提高镇静性神经递质 γ-氨基丁酸的活动来起作用的。研究表明，缬草对于许多类型的焦虑障碍有疗效，对于患有工作性焦虑的人有疗效，对于在交通等日常情境下容易紧张的人也有帮助。绝大多数的提取物被标准化至 0.8% 的缬草酸。和处方镇静剂不同，服用缬草成瘾的可能性要小很多，并可用于帮助人们减少服用处方镇静剂或安眠药。服用处方安眠药或镇静剂的任何人只有在医师指导下才可以减少或停用其所服用的药物。有时候缬草能使人紧张或昏昏欲睡，所以在你开车或从事其他需要持续注意力的活动之前，一定要确知你的身体对它会有什么反应。不要与酒、巴比妥酸盐类或苯二氮䓬类一起服用缬草。不推荐在孕期或哺乳期服用缬草。胶囊或茶叶制品的缬草的推荐服用剂量为 150 毫克至 450 毫克。

🎗 类型 2：纯抑郁

我推荐使用 S-腺苷甲硫氨酸，在第 14 章中对此有过讨论。

🎗 类型 3：焦虑和抑郁混合型

我使用类型 1 和类型 2 的治疗方法相结合，可以使用 S-腺苷甲硫氨酸。

🎗 类型 4：过于专注的焦虑和抑郁

我使用能够提高 5-羟色胺在大脑中的可得性的补充剂，如贯叶连翘、5-羟色氨酸或肌醇。

肌醇

研究结果表明，肌醇对一系列疾病有效，包括抑郁、惊恐障碍以及强迫症等，这些疾病都能够对促进 5-羟色胺的药物做出反应的，但对精神分裂症、阿尔茨海默病、注意力缺陷多动障碍以及自闭症无效。

肌醇是在人的大脑中发现的一种天然的生物化学物质。有科学家认为，它是维生素 B 家族中的一个成员。据报告，它有助于神经元更有效率地利用神经递质 5-羟色胺。在一项经过精心设计的研究中，与服用安慰剂的对照组相比，13 位服用了 12 克肌醇的强迫症患者的症状有所减轻。据报告，抑郁症患者的脊髓液中，肌醇含量较低。在另一项精心设计的、有 28 名抑郁症患者参加的研究中，与服用糖片的对照组相比，服用 12 克肌醇的患者表现出令人印象深刻的改善。由于许多抗抑郁药对惊恐障碍的患者有效，给 21 名患有这种严重焦虑障碍的病人每天服用 12 克肌醇，持续 4 周。与安慰剂相比，肌醇更有疗效而且几乎没有什么副作用。在各项研究中，并非对所有的症状，肌醇都有疗效。例如，它对于精神分裂症、注意力缺陷障碍或阿尔茨海默病就没有什么疗效。通过其效果和产生疗效的症状来看，肌醇似乎是一种温和的百忧解，但是副作用比百忧解要小。如果你容易产生忧虑，不能放弃消极想法，刚硬或不灵活或心怀怨恨，可以试一试服用肌醇。剂量最高可每天达 18 克。

如果没有医生密切加以指导，服用贯叶连翘、L-色氨酸、5-羟色氨酸或肌醇，请不要与抗抑郁处方药一起服用。

🎖 类型 5：颞叶焦虑和抑郁

可用于这一类型的补充剂包括 γ-氨基丁酸和我们在前一章节中刚刚讨论过的鱼油。高蛋白、低碳水化合物的配餐可能也是有助益的。约翰·霍普金斯大学的研究者们完成的 6 项研究发现，生酮饮食法显著降低了癫痫患儿发作的频率。很多医生都相信糖（碳水化合物的一种）不仅会助长炎症，而且会诱发癫痫。对这种类型，这种配餐值得一试。

🎖 类型 6：周期性焦虑和抑郁

如同我在评述严重双相情感障碍时说过的那样，我经常认为药物治疗是很重要的。虽然我这样说，但仍有很多病人不愿意服用锂盐、抗惊厥药物或镇静药。我曾治疗过一位很明显患有双相情感障碍的牙医，他的症状是睡眠少、胡思乱想，因而变得性欲过度、过于虔信宗教，这花费了他大量的钱财。他对锂盐有一种恐惧感，并且只想尝试自然疗法。令我惊奇的是，他对每天

10 克的大剂量鱼油有反应。我想我所有的双相情感障碍病人都应当服用鱼油。另外，我还认为有些双相情感障碍病人会受益于生酮饮食法，这是由于生酮饮食法具有抗癫痫的特点，并且我们会使用抗癫痫类药物来治疗双相情感障碍。

另一个类型的周期性焦虑和抑郁是季节性情感障碍或冬季忧郁。某些研究发现百忧解是有效的；而在其他研究中，发现光照疗法（bright light therapy）较为有效；维生素 D 补充剂也较为有效。在北美洲，维生素 D 缺乏症正在变得越来越常见。它不仅与抑郁还与疼痛症状相联系。维生素 D 是我们暴露于日光之下时而产生的，但是由于我们减少了户外活动并使用防晒霜，因此在阳光气候下的很多人也缺乏维生素 D。我建议病人测试他们的 25-羟基维生素 D 的水平，如果发现水平低，服用维生素 D_3 补充剂或每天不涂防晒霜在阳光下散步至少 20 分钟。

🎖 类型 7：散漫的焦虑和抑郁

针对类型 7 患者推荐服用的补充剂为 S-腺苷甲硫氨酸。这一类型与大脑活动水平整体偏低有关。如果存在任何感染、脑损伤或环境性毒素侵害，我推荐的另一种自然疗法是高压氧治疗。脑成像扫描表明它能促进流向大脑的整体血流。

要想得到最好的治疗，知道你所患的焦虑和抑郁的类型是至关重要的。一种治疗方法并不一定适合所有的人。对于我们认识和治疗的焦虑症和抑郁症来说，我认为这种因类型而异的施治方法，是最有临床效果的方法。

患上记忆障碍，失眠和疼痛了怎么办

记忆问题和失眠是损害我们杰出心智的两类十分常见的因素，而这两大因素增长的速度已经开始令我们警觉。预计到 2050 年，阿尔茨海默病患者的数量将增加两倍，将会有近 6 000 万美国人出现明显的睡眠问题。

记忆问题

人们认为记忆问题是发生在老年人身上的典型问题。但是，凭我作为儿童精神科医生和成人精神科医生的经验来说，我看到过在人生各个年龄阶段出现的记忆问题。这些问题常见于有学习障碍的儿童，常见于吸食大麻的少年，也常见于有抑郁和物质滥用问题的成人，还常见于变老过程中的认知衰退以及许多种痴呆症中出现的认知衰退。记忆储存于大脑的多个不同区域，特别是前额叶皮层和颞叶的海马区，人们认为前额叶皮层与短时记忆有关，而海马区则是将记忆储存在长时记忆中的关键组织。在评估记忆问题时，以下因素很重要。

- 医学原因，诸如低甲状腺剂或维生素B$_{12}$缺乏。

- 缺乏睡眠，呼吸暂停综合征。

- 麻醉后（有些人对全身麻醉有消极反应并抱怨有继发的记忆问题）。

- 干扰记忆的药物，如阿普唑仑这样的抗焦虑药物或盐酸羟考酮控释片剂（OxyContin）这样的止痛药。

- 大脑疾病，如抑郁或注意力缺陷障碍。

- 阿尔茨海默病早期。

- 过度紧张（已经发现应激激素能够杀死海马中的细胞）。

- 有毒环境，如给家具刷油漆或在封闭的车库里给汽车上油漆。

- 吸毒和酗酒。

银杏提取物

我见过的最美丽的大脑是那些服用银杏提取物的大脑。银杏来自中国，是一种强大的抗氧化剂，因促进循环、记忆力和注意力的效果而著称。研究最为透彻的一种银杏产品是一种叫作EGB761的特别提取物。如果你服用的是这种产品，那就再好不过了。人们对EGB761的研究集中在血管疾病、凝血障碍、抑郁以及阿尔茨海默病。2000年有一项比较研究，针对所有已经发表的、超过6个月之久的，控制了安慰剂效应的研究，比较了银杏提取物EGB761与益智胶囊（Cognex）、安理申（Aricept）和艾斯能（Exelon）的疗效，结果表明，它们对于轻度到中等程度的阿尔茨海默病病人有类似的疗效。

在美国，关于银杏提取物的一项最广为传播的研究是由纽约医学研究院的勒巴斯（P. L. Le Bars）博士及其同事完成的，发表于1997年的《美国医学会杂志》上。这项研究对于EGB761治疗阿尔茨海默病和血管性痴呆的疗效和安全性进行了评估。这一长达52周的多中心研究是以患有轻度到严重症状的病人为被试的。病人们被随机分配到EGB761组（每天120毫克）和安慰剂组。分别于第12周、第26周和第52周时对进展加以监测，有202名病人完成了这项研究。在研究的最后，研究者们得出结论认为，在6个月至一年的期间里，EGB761 是安全的，看起来稳定并（在相当数量的病例中）改善了痴呆症患者的认知表现和社会机能。由 EGB761 引发的改变，虽然改变程度还不是很大，但却是经过客观测量的，并且在数量上达到了能够被医务工作者认可的显著程度。

如果你正在忍受着记忆问题、中风之害或正遭受着低能量或注意力不集中，通常有效的剂量为每天两次，每次 60 毫克至 120 毫克。副作用是会有一点点体内流血的危险，如果同时还在服用其他稀释血液的药物，则可能需要减少其剂量。

磷脂酰丝氨酸

磷脂酰丝氨酸（PS）是一种自然产生的营养物质，鱼类、绿叶蔬菜、豆制品和大米等食物中均含有这种营养物质。磷脂酰丝氨酸是细胞膜的一种成分。有报告称，磷脂酰丝氨酸可能会有助于减缓与年龄相关的记忆力、学习能力、语言能力以及注意力等方面的衰退程度。对服用了磷脂酰丝氨酸的病人进行的正电子发射计算机断层成像研究表明，它会带来大脑中新陈代谢活动的全面增加。迄今为止，在对磷脂酰丝氨酸和阿尔茨海默病的最大的多中心研究中，142 名年龄在 40 岁到 80 岁之间的被试，每天服用 200 毫克的磷脂酰丝氨酸或安慰剂，持续 3 个月之久。在通常用来评估阿尔茨海默病的量表中的数个项目上，那些服用了磷脂酰丝氨酸的病人均表现出有好转迹象。安慰剂组和实验组之间的差异虽然很小，但在统计上是显著的。

据报告称，有效的磷脂酰丝氨酸剂量为每天 300 毫克。在这些对安慰剂效应加以控制的认知损害或痴呆症研究中，有所改善的症状类型包括丧失兴趣、活动减少、社交孤立、焦虑、记忆问题、注意力集中问题以及回忆问题。在损害处于轻微阶段时服用磷脂酰丝氨酸比损害处于严重阶段时服用磷脂酰丝氨酸更容易见效。对于老年人的抑郁来说，马吉奥尼（M. Maggioni）博士及其同事们研究了口服磷脂酰丝氨酸（每天 300 毫克）与安慰剂效果的对比，并发现在经过磷脂酰丝氨酸治疗 30 天之后，病人的情绪、记忆和动机均有了显著改善。

服用磷脂酰丝氨酸的剂量通常为每天 100 毫克至 300 毫克。

长春西汀

多项研究表明，长春西汀有助于记忆力的提高，对那些有心脏病或中风危险的人来说尤其如此。它还有助于降低高同型半胱氨酸水平，这种物质会危及大脑和心脏。长春西汀是普通长春花类植物的一种提取物，在欧洲、日本和墨西哥被当作一种药物，用它来治疗大脑中的血管疾病和各种认知障碍；而在美国被作为一种食疗补充剂出售。有时候人们称它为"益智药"（nootropic），意思是可以提高认知能力，其中的希腊语词根"noos"是指"心智"。长春西汀有选择性地扩大动脉和毛细血管，增加流向大脑的血流。它还会阻止血液中血小板的积累，改善血液循环。由于这些特点，长春西汀最初被用于治疗生命晚期痴呆症引起的脑血管障碍和急性记忆丧失，但它对于与正常变老相联系的记忆力问题也有很好的疗效。

有证据表明，长春西汀对于很多种大脑问题都是有帮助的。1976 年的一项研究发现，给 50 名血流不正常的人服用长春西汀，他们的血液循环立即得到了改善。在服用了适量的长春西汀以后，病人们在记忆测验中的成绩有了提高。在经过一段较长时间服用长春西汀的治疗以后，许多病人的认知损害显著降低或完全消失了。根据 1987 年的一项研究，在经过 90 天的试验期后发现，一组患有慢性脑功能障碍的病人与那些服用安慰剂的人相比，服用长春西汀的病人在心理评估中的表现更好。更近期的研究已经表明，长春西汀可以减少神经系统损伤，并保护神经系统免受 β-淀粉样蛋白增加的有害氧化损伤。

在一项持续了 16 周的多中心、双盲、控制安慰剂效应的研究中，203 名有轻度到中等程度记忆问题（包括原发性痴呆症）的病人被指导服用不同剂量的长春西汀或安慰剂。经过"总体改善"和认知表现量表的测量，服用长春西汀组的病人有了显著的改善。每天 3 次，每次 10 毫克的剂量与每天 3 次每次 20 毫克的剂量相比，一样有效甚或更为有效。在另一项双盲临床试验中，两组患有血管和中枢神经系统退化障碍的老年病人，分别服用了长春西汀和安慰剂，也发现长春西汀有同样好的效果。一些初步的研究表明，长春西汀对于视力和听觉也有某种保护作用。

其不良反应包括恶心、头晕、失眠、昏昏欲睡、口干舌燥、瞬时血压过低、瞬时心动过速、脑压性头疼以及面部泛红等症状。还有报告称，长期服用长春西汀还会引起心脏收缩压和舒张压的轻微降低以及血糖水平的轻微降低。

通常的服用剂量为每天 10 毫克。

石杉碱甲

石杉碱甲是一种值得注意的合成物，中国已经对其开展了近 20 年的研究。它似乎是通过增加乙酰胆碱的供应量来起作用的。乙酰胆碱是大脑中一种主要的记忆神经递质，能防止由各种兴奋毒素引起的细胞损伤。研究表明，对于由数种不同类型的痴呆（包括阿尔茨海默病和血管性痴呆）引起的认知伤害，它有一定的疗效。石杉碱甲对于帮助少年的学习和记忆问题也是有疗效的。研究者们把抱怨存在记忆问题的一些初中学生分成了 34 对，分别给他们服用石杉碱甲和安慰剂。石杉碱甲服用组的人每天服用 2 次，一次服用 50 微克的胶囊 2 个；而安慰剂组的人则服用安慰剂胶囊（里面是淀粉和乳糖）2 个，一日 2 次。试验持续 4 周。在试验结束时，石杉碱甲服用组的记忆能力显著优于安慰剂组。

通常剂量为每天两次，每次 50 微克至 100 微克。

失眠

在医疗实践中，失眠是最为常见的抱怨之一。在美国，受失眠困扰的人数超过 6 000 万。对于什么是失眠患者，可能不同的人会有不同的看法。很多人本来以为他们睡眠不足，但在经过某个睡眠实验室的评估之后发现，他们的睡眠时间比人们的平均睡眠时间还要长。有些说自己失眠的人并没有意识到他们无意之中在做着打断他们睡眠周期的事。例如，喝含咖啡因的饮料，在很晚的时候吃糖、喝酒或抽烟，在白天小憩，在比较晚的时候做剧烈运动。所有这些都会打断睡眠周期。未经治疗的身体或精神疾患以及某些药物也可能会干扰睡眠。

我们每个人都经历过暂时性失眠。暂时性失眠的一些最为常见的原因有：时差、轻微的紧张或兴奋、倒班工作以及适应新环境等。这种急性失眠通常会自行消失或随着紧张的消失而消失。以下方法可能会有帮助：药茶、自我放松、避免咖啡因和酒精以及至少在睡前 4 个小时之前进行晚间锻炼。

长期失眠的诊断和治疗更为困难一些。人们形成长期失眠的最为常见的原因是，有一个长期无法解决的问题影响了他们的睡眠周期。医生需要花费时间来厘清一位病人是否患有二级失眠，如果是，那么引起它的原因是什么。以下列举了一些引起长期失眠问题的清单：

- **药物**。许多药物，包括治哮喘病的药物、抗组胺药、镇咳药、抗惊厥药等都会扰乱睡眠。
- **咖啡因**。咖啡、茶、巧克力以及一些其他包含咖啡因的草药制品会影响睡眠。
- **酒精、尼古丁以及大麻**。虽然这些化合物一开始会促进某些人的睡眠，但是在其效果消退之后，就会有消极影响产生。
- **不宁腿综合征**。腿部的这一抽搐动作或踩踏动作会使一个人的同床伙伴受不了（患有这种病的人也会受不了）。
- **怀孕、经前期综合征（PMS）、经期和围绝经期**。在许多此等激素转换期内，一位妇女的睡眠周期可能每几分钟就会被干扰一次。
- **甲状腺疾病**。过多的甲状腺活动可能会使人感到精神过于亢奋。
- **充血性心力衰竭**。这可能会引起呼吸问题。
- **长期疼痛**。疼痛可以使一个人无法入眠。
- **未经治疗或未经充分治疗的精神疾患**。如强迫症、抑郁症或焦虑症等，如果不加以治疗会干扰睡眠模式。
- **阿尔茨海默病**。痴呆症患者的大脑经常在晚上兴奋起来，想这想那。

- **慢性肠胃问题**。肠胃中的反流会引起疼痛和不适。
- **良性前列腺肥大**。这一病状造成晚间起夜次数太多，干扰了整夜的睡眠。
- **打鼾和呼吸暂停综合征**。这种情况在男性中更为常见，不但影响自己的睡眠，还影响同床者的睡眠。

在引起失眠的所有其他原因被排除之后，就可以将一个病人诊断为原发性失眠症。医生还可以决定将其病人送往一个睡眠障碍实验室，以观察其睡眠周期。睡眠实验室可以使用多道睡眠描记术和其他测验来整夜监察病人，并提供关于病人在其睡眠周期里的心率、呼吸频率、氧气水平、腿部动作、脑波以及眼动等情况。这些测试的结果有助于诊断呼吸暂停综合征、失眠以及不宁腿综合征。

🎖 治疗

不能入眠的病人经常抱怨各种各样的想法使他们彻夜难眠。有时候他们比较焦虑，因此在晚上仍然忧虑或执着于这些麻烦。有时候，人们说他们并不感到忧虑，只是无法"关掉"他们的大脑或退出思考的程序。晚间的思想者们经常会受益于一种叫作"意象分心"的技术。意象分心技术是指，躺上床后，形成一个精细并有趣的心理意象并专注于这一意象，以便失眠者不去理会那些使他难以入眠的想法。与那些不用这项技术的人相比，运用这项技术的人能更快、更容易地进入睡眠。自我催眠和其他放松技术，如渐进式放松、深呼吸以及药物治疗等也能起作用。

不管是急性失眠还是长期失眠，自然干预法都可能会有所助益。对有些人来说，400毫克至900毫克的缬草根可以改善睡眠效果，它还具有轻微的减轻焦虑和放松肌肉的效果。有数项控制了安慰剂效应的双盲试验是关于用缬草治疗失眠的。研究结果表明，病人报告称，在他们使用缬草期间，他们的睡眠质量有所改善而为进入睡眠所花费的时间有所减少。在服用数日之后，效果似乎还有所增加。服用更大剂量的患者则有可能报告清晨镇静（morning sedation）。

褪黑素是大脑中产生的一种激素，有助于调节身体的其他激素并维持身体的睡眠周期。黑暗会刺激褪黑素的产生而光线则减少其产生。夜晚过多暴露于光亮之下或白天时光亮太少都可能中断褪黑素的产生。飞行时差、倒班工作以及视力不好等是可能中断褪黑素产生的条件。有些研究者认为，暴露于低频电磁场（普通家用电器所发出的磁场）之下，可能会中断褪黑素的水平。褪黑素与雌性激素的分泌有关，并且会影响女性的月经周期。研究者们还认为褪黑素的水平与老化（变老的过程）有关。儿童的褪黑素水平最高，随着年龄增长就越来越少了。也许可以用较低的褪黑素水平来解释为什么老年人普遍只需要较少的睡眠。褪黑素是一种强大的抗氧化剂，有证据表明它能加强免疫系统。

研究者认为，服用褪黑素可能会有助于倒班工人和视力不良者的睡眠模式。有一项研究发现，褪黑素对防止飞行时差反应有好处（特别是对那些穿越 5 个以上时区的人）。与安慰剂相比，在减少入睡时间、增加睡眠时间和提高警觉度等方面，褪黑素都更为有效。对于那些有学习障碍的失眠儿童来说，褪黑素是有好处的。一项关于绝经后妇女的研究发现，褪黑素可以改善抑郁和焦虑。对那些抑郁症患者和惊恐障碍患者的研究表明，这些患者的褪黑素水平低。那些苦于冬季忧郁或季节性情感失调的人，其褪黑素也低于正常水平。褪黑素会导致神经递质 5- 羟色胺的大量增加，这或许可以解释为什么其有助于睡眠和减轻抑郁。服用褪黑素虽然不能减轻注意力缺陷障碍的主要症状，但它看起来确实有助于改善这些儿童中普遍存在的睡眠问题。服用褪黑素的配药剂量最好是从很低的剂量开始。儿童从每天 0.3 毫克开始，坚持在上床睡觉前服用，慢慢提高剂量。成人可以从每天 1 毫克开始，睡前一小时服用。你可以将药量增加至 6 毫克。

🏅 自然达到良好睡眠的措施

- 睡前把兴奋剂类物质从你的清单中清理出去。如果你为了注意力缺陷障碍或任何其他病状而服用一种兴奋剂，请尝试在下午早些时候服用最后一剂，这样当你睡觉时，药劲儿就已经过去了。但有时候，注意力缺陷多动障碍患者睡前服用一种兴奋剂实际上反而有好处，因为他们需要冷静下来才可以入眠。睡前6～8小时内杜绝尼古丁，也不要摄取任何咖啡因。许多食物中都含有咖啡因，如茶、咖啡、巧克力等。

- 不要小睡！小睡是失眠者所犯的最大的错误之一。他们在白天感到困乏，小睡一下，于是又加剧了他们晚间睡眠周期的紊乱。

- 白天的锻炼对改善睡眠很有好处。但是，应当在睡前至少提前4个小时进行。晚上较晚的剧烈运动经常会使人兴奋而不能入眠。

- 酒精、止痛药和大麻也扰乱睡眠。这些东西可能在一开始会使人昏昏欲睡，但是随着身体的新陈代谢，它们会干扰睡眠。要避免服用这些物质来帮助睡眠。

- 预先留出过渡的时间。几乎所有人在睡前都需要时间来放松。将繁重、紧张的工作放到一边，躺下之前集中精力做一些镇静活动。

- 除了性活动和睡觉以外不要把你的床用作其他用途。如果你不能入睡，也没有和你的伙伴进行性接触或浪漫接触，请不要躺或坐在床上，请不要在床上看电视、写东西或醒着躺在床上。

- 移开你的钟表。不停地看钟表或太过努力地想要睡着将会引起你更多的焦虑，并使你的问题更糟糕。

- 建立一个有规律的睡眠时间表，并坚持按时睡觉，周末也不例外。

- 周末晚睡或睡过头，都是对睡眠模式的改变，并足以使较敏感的人造成睡眠周期中断。

- 注意你的环境。你的床应当是舒适的，并控制室温和灯光。

- 阅读也有助于你睡眠，但不要读任何使人兴奋、害怕或焦虑的读物。

- 一杯热牛奶加一大汤匙香草（不是人造的）再加一大汤匙糖可能会很有帮助。这会增加你大脑中的5-羟色胺并帮你入眠。

- 如果糖使你神经过敏，增加你的能量；如果你患有注意力缺陷障碍，你需要在下午就开始避免它。你也一样应当避免淀粉，因为你吃下去之后，它们就会变为糖。

- 声音疗法能够引起非常安宁的情绪，并有助于放松。有些人喜欢自然的声音；有些人喜欢轻音乐、风铃或风扇。我们诊所用一种特殊的发声机器制作了一种睡眠磁带，其声音频率与睡眠时大脑的频率相同。这种磁带可以在睡觉时播放，以帮助大脑调适脑波至睡眠状态，这会帮你睡个安稳觉。

● 性活动释放许多自然激素，释放肌肉紧张，并促进人们的幸福感。有健康性生活的人通常睡得更好。

● 冥想、按摩、泡个热水澡都能使人放松。

睡眠至关重要。请运用我在此列举的方法来帮助自己。要坚持。如果一种方法对你不管用，不要放弃，试试其他的。

疼痛

疼痛大概是人们所遭受的最痛苦、最折磨人的一种症状。长期疼痛会使所有的事情都向消极的方向发展，比如睡眠、情绪、记忆还有注意力。我获得的脑成像扫描表明，长期使用维柯丁或盐酸羟考酮控释片剂这样的止痛药，对脑功能是有伤害的。长期使用这些药物的人，其大脑看起来就和那些饮酒过量的人一样。

我在观察脑成像图时发现的另一个问题是，一个人的大脑有时候会执着于疼痛。

山姆在一次企图自杀之后被送进了医院。他是一名警官，在追逐一名罪犯时发生了一起车祸。他的背部做了6次外科手术，他已厌倦了生活在疼痛之中。当我扫描他的大脑时，我发现他的大脑前部的活动水平过高。当我们在扫描强迫症患者或那些执着于消极想法或消极行为的人的大脑时，我们就会看到这种类型的脑成像图。基于脑成像的结果，除了让他服用鱼油之外，我指导他服用了5-羟色氨酸补充剂。这种补充剂能够增加5-羟色胺，以使这部分的大脑活动水平降低。一个月后，他告诉我他感觉好多了。"我仍然感到疼，"他说，"但我不会再总是想着这些疼痛了。"

再强调一遍，有很多自然疗法能够帮助你的大脑。当然，你应当咨询你的医生。但是，由于许多医生在学校并不学习天然补充剂方面的知识，你的医生对此可能知之不多。如果是这样，你可以找一位使用自然疗法的医生、营养师或一位脊椎指压治疗者，他们也许有你需要的信息。

关于疼痛的另外一些想法就是：**尝试清除掉你饮食中的所有人造甜味剂**。在我 37 岁的时候，我得了关节炎。我的膝关节、手和指头都很痛。坐一会儿之后，我就会感到站起来行走有困难。作为形成脑健康生活的一部分，我放弃了饮用节食苏打水。在一个月之内，我的疼痛就消失了。我不认为放弃人造甜味剂会对每个人都有这样的效果，但如果你觉得痛，可以考虑一下放弃人造甜味剂。

未来，属于终身学习者

我这辈子遇到的聪明人（来自各行各业的聪明人）没有不每天阅读的——没有，一个都没有。巴菲特读书之多，我读书之多，可能会让你感到吃惊。孩子们都笑话我。他们觉得我是一本长了两条腿的书。

——查理·芒格

互联网改变了信息连接的方式；指数型技术在迅速颠覆着现有的商业世界；人工智能已经开始抢占人类的工作岗位……

未来，到底需要什么样的人才？

改变命运唯一的策略是你要变成终身学习者。未来世界将不再需要单一的技能型人才，而是需要具备完善的知识结构、极强逻辑思考力和高感知力的复合型人才。优秀的人往往通过阅读建立足够强大的抽象思维能力，获得异于众人的思考和整合能力。未来，将属于终身学习者！而阅读必定和终身学习形影不离。

很多人读书，追求的是干货，寻求的是立刻行之有效的解决方案。其实这是一种留在舒适区的阅读方法。在这个充满不确定性的年代，答案不会简单地出现在书里，因为生活根本就没有标准确切的答案，你也不能期望过去的经验能解决未来的问题。

湛庐阅读APP：与最聪明的人共同进化

有人常常把成本支出的焦点放在书价上，把读完一本书当做阅读的终结。其实不然。

> 时间是读者付出的最大阅读成本
> 怎么读是读者面临的最大阅读障碍
> "读书破万卷"不仅仅在"万"，更重要的是在"破"！

现在，我们构建了全新的"湛庐阅读"APP。它将成为你"破万卷"的新居所。在这里：

- 不用考虑读什么，你可以便捷找到纸书、有声书和各种声音产品；
- 你可以学会怎么读，你将发现集泛读、通读、精读于一体的阅读解决方案；
- 你会与作者、译者、专家、推荐人和阅读教练相遇，他们是优质思想的发源地；
- 你会与优秀的读者和终身学习者为伍，他们对阅读和学习有着持久的热情和源源不绝的内驱力。

从单一到复合，从知道到精通，从理解到创造，湛庐希望建立一个"与最聪明的人共同进化"的社区，成为人类先进思想交汇的聚集地，共同迎接未来。

与此同时，我们希望能够重新定义你的学习场景，让你随时随地收获有内容、有价值的思想，通过阅读实现终身学习。这是我们的使命和价值。

湛庐阅读APP玩转指南

湛庐阅读APP结构图：

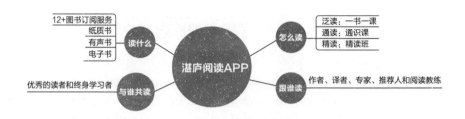

三步玩转湛庐阅读APP：

读一读 ▼

湛庐纸书一站买，
全年好书打包订

书城

听一听 ▼

泛读、通读、精读，
选取适合你的阅读方式

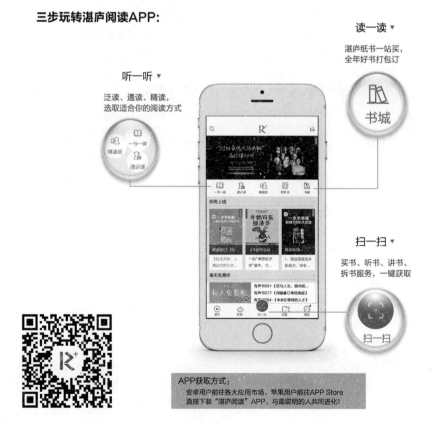

扫一扫 ▼

买书、听书、讲书、
拆书服务，一键获取

扫一扫

APP获取方式：
安卓用户前往各大应用市场、苹果用户前往APP Store
直接下载"湛庐阅读"APP，与最聪明的人共同进化！

使用APP扫一扫功能，
遇见书里书外更大的世界！

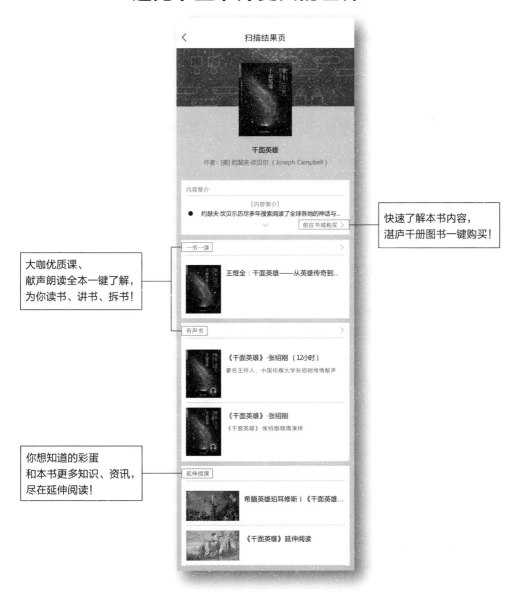

大咖优质课、
献声朗读全本一键了解，
为你读书、讲书、拆书！

快速了解本书内容，
湛庐千册图书一键购买！

你想知道的彩蛋
和本书更多知识、资讯，
尽在延伸阅读！

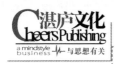
《大脑勇士》

◎ "亚蒙脑健康五部曲"之一，14 天提升大脑，打响对抗疾病与衰老的大脑健康保卫战。

◎ "美国大脑健康之父"、《纽约时报》畅销书作家亚蒙博士重磅力作。

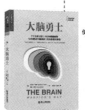

《幸福脑》

◎ "亚蒙脑健康五部曲"之三，美国亚马逊心理自助类图书畅销榜榜首，热销 10 年经久不衰，改善千万人身心健康的科学用脑书。

◎ 美国家喻户晓的医学专家教你将抑郁、焦虑、暴力、婚姻危机赶出你的生活。

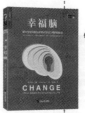

《健康脑》

◎ "亚蒙脑健康五部曲"之四，适合 21 世纪人类的 14 个美体健康计划，让大脑与身体联动起来，激发你的力量，塑造更健康、更具魅力的身体。

◎ 美国家喻户晓的医学专家传授远离小肚腩、屏幕脸、沙发臀的独家秘诀。《纽约时报》畅销书。

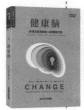

《锻炼改造大脑》

◎ 风靡纽约大学的锻炼健脑新风潮。快速、轻松、有效地打通身心连接，让身体更健康，让头脑更清晰。

◎ 这是一项关于生活方式如何影响大脑的迷人实验，北京大学神经科学专家纳家勇治，中国运动新风潮引领者田同生、谢顿，知乎健身话题达人 kmlover 联袂推荐。

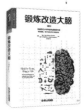

《让大脑自由》

◎ 长踞亚马逊网络书店神经心理学销售榜首！百度公司总裁张亚勤、"科学松鼠会"创始人姬十三专文作序。

◎ 男人和女人的大脑思考机制有何不同？睡眠和压力对人脑有着怎样的影响？是大脑的差异决定了每个人的独特性吗？权威脑神经科学家约翰梅迪纳带你探索人脑的奥秘。

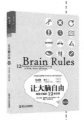

图书在版编目（CIP）数据

超强大脑 /（美）亚蒙著；权大勇译 . —杭州：浙江人民出版社，
2018.3

ISBN 978-7-213-08604-5

Ⅰ . ①超… Ⅱ . ①亚… ②权… Ⅲ . ①脑科学 Ⅳ . ① R338.2

中国版本图书馆 CIP 数据核字（2018）第 004609 号

浙江省版权局
著作权合同登记章
图字：11-2017-328 号

上架指导：心理学 / 健康

超强大脑

［美］丹尼尔·亚蒙　著

权大勇　译

出版发行：浙江人民出版社（杭州体育场路 347 号　邮编　310006）
　　　　　市场部电话：（0571）85061682　85176516
集团网址：浙江出版联合集团　http://www.zjcb.com
责任编辑：蔡玲平
责任校对：朱　妍　张志疆
印　　刷：石家庄继文印刷有限公司
开　　本：720 毫米 × 965 毫米 1/16　　　　印　　张：15.75
字　　数：207 千字　　　　　　　　　　　插　　页：3
版　　次：2018 年 3 月第 1 版　　　　　　印　　次：2018 年 3 月第 1 次印刷
书　　号：ISBN 978-7-213-08604-5
定　　价：59.90 元